糖尿病自我效能訓練團體輔導

專業人員手冊

李玉嬋、吳淑芳、張月玲　著

目錄

CONTENTS

作者簡介

● 李玉嬋

學　　歷：國立台灣師範大學教育心理與輔導研究所博士

現　　職：國立台北護理學院生死教育與輔導研究所副教授兼所長

經　　歷：衛生署優生保健諮詢委員會委員

　　　　　衛生署人工生殖技術諮詢委員會委員

　　　　　台北市少年輔導委員會指導委員

　　　　　榮總、馬偕、新光等醫療院所專案合作協助病患疾病適應心理諮商師（脊髓損傷病患、末期腎疾病、重症肌無力、糖尿病、流產……）

　　　　　國立台北護理學院學生輔導中心主任

　　　　　晚晴協會諮商督導、救國團義務張老師督導

　　　　　台北市立蘭雅國中教師

專長領域：醫療健康諮商、情緒管理與悲傷輔導、個別及團體心理諮商

專業證照：諮商心理師（擅長：焦點解決短期心理諮商取向）

● 吳淑芳

學　　歷：澳洲昆士蘭科技大學護理研究所博士

　　　　　國立陽明大學臨床護理碩士

　　　　　台北醫學院學士

現　　職：國立台北護理學院護理系助理教授

經　　歷：國立台北護理學院護理系助教、講師、助理教授

　　　　　中山醫院急診室護理師及副護理長

　　　　　馬偕醫院新生兒病房及加護病房護理師

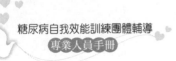

專長領域：內外科護理、護理行政、護理研究、自我效能理論與應用、慢性病照護（代謝症候群、老人照護、糖尿病、脊髓損傷、關節炎等病人照護）

專業證照：護理師、護士、助產士

●張月玲

學　　歷：中國文化大學心理輔導研究所碩士
高雄醫學大學醫學社會學與社會工作學系學士

現　　職：國立台北護理學院生死教育與輔導研究所醫療諮商專案研究助理

經　　歷：「97年度疏解高高屏醫療區域醫院急診壅塞試辦計畫」專任研究助理
「95-96年度社區糖尿病高危險群健康促進自我管理計畫」研究人員
「97年度糖尿病支持團體運作計畫成效分析評估」研究人員
台北市北投區、士林區、松山區糖尿病與糖尿病高危險群支持團體帶領者
國民健康局戒菸專線服務中心兼任諮商員、兼任初談員
新光醫院精神科實習心理師

台北市政府衛生局局長序

　　近年來隨著人口結構老化、生活型態與飲食的改變，糖尿病已成為國人盛行的重要疾病之一。衛生署 2008 年 5 月公布之 2007 年全國死因統計資料顯示：糖尿病各占男、女、兩性主要死亡原因第五、三、四位，每十萬人口死亡率更是女（46.3）大於男（43.1）。

　　糖尿病是一種複雜的慢性代謝性疾病，它對人體的影響非常廣泛，若沒有早期發現與早期治療，將引起全身性不可逆的血管及神經病變，造成腦血管疾病、冠狀動脈心臟病、腎臟病、視網膜病變、足部壞死等併發症，嚴重者則因上述疾病之合併影響而致死。而透過良好的糖尿病藥物、運動、飲食治療，及有效的衛生教育與諮商輔導，可延緩糖尿病併發症的發生和惡化，同時可提升患者的生活品質。

　　台北市政府衛生局為落實糖尿病的初段預防，針對社區糖尿病高危險群進行預防性介入，強化糖尿病高危險群自我健康管理的能力。於 2006 年及 2007 年委託國立台北護理學院辦理「社區糖尿病高危險群健康促進自我管理計畫」，藉由公共衛生護理人員與諮商心理師的跨專業領域合作，提供成員健康促進介入課程，透過參加成員間之經驗分享、彼此支持、共同學習，增進糖尿病高危險群自我管理的自信與效能。

　　社區健康促進資源及心理諮商等跨專業領域連結的運作模式，經由支持團體互動，協助成員自我健康管理及進行生活調整，增進成員的自我效能，可預防糖尿病患者晚期併發症的發生與惡化。希望發展社區型糖尿病支持團體，增進糖尿病患者的自我照護及個人健康行為模式的轉變，以達到預防保健、延緩併發症發生，並降低糖尿病所帶來的社會成本之負擔。

　　感謝國立台北護理學院李玉嬋副教授研究團隊，長期以糖尿病為研究及教學之基礎架構，縝密地將糖尿病患者自我照護知識，及其高危險群健康管理技巧彙編成冊，希冀本手冊嘉惠從事糖尿病照護及健康促進的實務

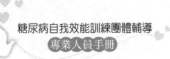
推動者，讓糖尿病及其高危險群病患能自發性地建立自我健康照護的概念，進一步落實有效的保健方法，於日常生活中落實健康行為。相信此手冊廣為流傳後，必可大幅增進糖尿病患者的健康。

台北市政府衛生局局長

邱文祥

2009 年 5 月

作者序

李玉嬋

　　作為一位諮商心理師，在護理學院教生死教育與悲傷輔導，讓我有機緣走進醫療場域，將心理諮商知識技巧一點一滴傳遞給病友們；本以為自己在協助病友從心對抗慢性病，出乎意料，反倒是病友讓我開了眼界，讓我看見在疾病磨難中不可思議的心靈意志力量，從此和病友團體結下不解之緣。

　　記得最早開始在醫院和護士一起帶領的是洗腎病友的團體心理治療，一口氣帶了兩組各將近二十人的病友團體；在連續八週、每次二小時的病友聚會中，我看見一位位病友透過訴說自己的苦與難，在眾人集思鼓勵下，找到蛻變成長出路的感染力。

　　印象深刻的是一位二十幾歲就要終身洗腎的漂亮妹妹，除了洗腎時間都不出門；因為病友的鼓勵互勉，努力調整去除生病羞恥的想法，開始改變自己，進入社區大學上課，令病友感到振奮。

　　另一位樂觀控制配合洗腎四、五年的歐里桑，因為突然鬧脾氣不想控制水份，卻遭家人將冰箱上鎖而倍感屈辱，更加自暴自棄；卻因為這群同病相憐病友的包容、接納和陪伴，逐漸恢復自我控制的意志力與生活習性，而停下病情惡化的腳步，對病友也具有示範作用。

　　還有一位歐巴桑，不怕洗腎和控制生活習性，只怕粗大針頭每週三次戳入手臂的折騰；從病友七嘴八舌分享各自克服打針恐懼的方式中，聽見病友透露連大男生都害怕針頭的心聲，安慰了彼此的恐懼，阿桑找到一些對應妙方，令人佩服慢性病人天天需要擠出的莫大勇氣。

　　不僅如此，病友團體的點點滴滴故事，可以讓病友還有我這位心理師，都感染到安慰、激勵與勇氣，在每個病友團員心中多了些希望與力量，令我想多

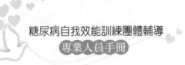

運用這股神奇魔力。

感動之餘，我又接著帶領重症肌無力病友進行壓力管理的團體，這些被超積極完美性格衝破免疫防護的病友們，示範著改變個人完美主義與急性子對健康生活的好處，以及面對個人無力的限制來臨時所需要的接納與放下，這讓人有機會感受到，臣服於疾病所可以給人的意外生命禮物。

當然，病友團體工作方式，也就成了我這位心理師陸陸續續與慢性病友展開的工作方式。一次又一次，我和護士或其他專業工作伙伴，一起帶領脊髓損傷病友團體對抗失能走出新人生；一起組成糖尿病病友健康管理團體，實踐血糖和飲食、運動的監控自我管理；一起進入癌症病友支持團體中，學習在調適疾病和治療痛苦的壓力中，重新燃起生命希望；一起嘗試開啟各種疾病的病友團體，找尋與病和平共存的各種新契機。

病友告訴我：病友支持團體是可行的疾病管理方式，是激勵抗病的良方。

但是這不同於有些病友會的組成。我希望將這樣的病友團體心理輔導工作架構推廣出去，作為長期對抗慢性病的工作。於是我也開始進行病友團體帶領者的培訓工作，嘗試培訓護士、社工、心理師、甚至資深模範病友，擔任團體帶領者，以整合醫療和心理的跨專業知能合作模式，融入其中；推動善用心靈意志力量於疾病照護控制的訴求，陪伴病友建立與疾病和平相處的生活方式。

這樣的合作方式與理念，非常感謝台北市衛生局的大力支持贊助，讓我組成醫療諮商團隊，在台北市北投區健康服務中心展開糖尿病支持團體，有效地協助民眾改善健康檢查數值和自我健康管理效能，陸續再推至其他區健康服務中心，也一樣獲得有效驗證。乃欲分享給有志於以此方式推展病友團體健康管理工作者，或將此團體工作模式類推到其他種疾病病友的健康管理工作上，就是本書出爐的動力。

衷心感謝與我一起組成跨醫療與心理諮商合作的伙伴們，以跨專業攜手促進病友的醫療健康與心靈關照，讓身心整合照護的醫療諮商理想不再是夢想。出書之際，適逢國立台北護理學院成立國內首座以「健康諮商與悲傷輔導」為服務重點的「癒心鄉心理諮商中心」，是此夢想得以進一步實踐的助力。

吳淑芳

　　促成著手寫這本書始於家族中祖母和父親相繼因糖尿病控制不佳辭世，身為醫護人員的我在心裡深感內疚、遺憾，一直反覆思考這個疾病的成因和併發症、甚至致死因素。其實我們都知道糖尿病不能根除，但是卻能有效地被控制。近年來衛生機構不斷地加強糖尿病病人衛教，然而光靠提升個案知識就等於血糖能被控制得好嗎？其實不然，糖尿病控制和預防併發症取決於個案自己有無意願去執行自我照護活動，認真執行後，病友可以成功達到疾病自我管理、和平地跟疾病相處。於是我於 2004 年開始積極介入急性醫療院所和社區健康中心，進行糖尿病衛教改善或病友團體輔導，其中亦與國民健康局和台北市衛生局等相關健康機構合作從事糖尿病相關研究和教學，了解衛生機構對糖尿病健康促進的策略方向；同時因長期第一線和病友接觸，更清楚病友在疾病控制上面臨的困境。

　　2002 年我於國外進修博士課程，因緣際會下與國外糖尿病照護專家、研究小組結合進行資訊交流，尤其與國際自我管理與充能小組（International Partnership in Self-management and Empowerment, IPSE）各國成員接觸，他們不吝提供相關經驗，於是我融合本土化相關背景資料，將理論知識與經驗彙整起來；但唯恐在心理諮商相關技巧知能不夠完整，幸有心理專家協助進行，至祈同道先進李玉嬋老師共同合作、不吝指教，故使相關研究相輔相成、進行順遂，也讓本書因而誕生。

　　本書承蒙師長指導、糖尿病病友經驗提供及夫婿陳明義君大力支持，得以順利完成。

　　謹此申衷心謝忱！

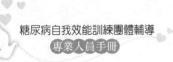
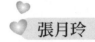 張月玲

　　「糖尿病」這個名詞是我於小學三年級時第一次聽到，當時父親剛被確診罹患糖尿病，從小看到家人為了父親的疾病遍詢各種偏方，都是希望能治癒此疾病。在此過程看到家人對此疾病感到莫可奈何，因為已經做了許多的嘗試，但還是無法治癒；當時我與家人們並不了解糖尿病是不可根治的慢性病。而在我了解糖尿病正確的疾病自我照顧方式，並將觀念傳達給父親時，發現雖然知道要如何照顧疾病，但在執行上仍是有困難，例如：覺得血糖自我監測麻煩而不做、平時有勞動所以不需運動、三餐不定時……對此，讓身為病友家屬的我感到憂心，因而促使我思索如何讓糖尿病病友能知而行，讓病友們能真正做好疾病的自我照顧。

　　在思索要如何協助糖尿病病友的過程，感謝李玉嬋老師、吳淑芳老師及張蓓貞老師一路的教導與細細提點，讓我得以在糖尿病健康自我管理的領域有豐碩的收穫。

　　願本書的完成能嘉惠糖尿病病友與其家屬，及從事糖尿病健康促進相關的實務工作者。

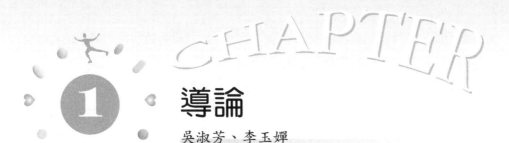

導論

吳淑芳、李玉嬋

 前言

這是一套專為推展糖尿病防治實務工作而撰寫的書！

因為糖尿病目前已經攀升國人前十大死亡原因，想防治糖尿病這種無法根治的疾病，要盡早提醒罹病高危險群做好健康生活管理，避免發病；也要設法讓患者做好藥物、飲食、運動及壓力管理來控制血糖，以預防視網膜、腎臟及神經病變等併發症發生。然而其中關鍵，在於個人自己是否願意在生活中一一實踐。

於是本書作者組成醫護人員和心理諮商師跨領域合作團隊，運用自我效能理論來設計健康管理支持團體方案，用以協助個人落實日常健康管理行動與信心。結果在台北市衛生局支持下，多次在台北市北投區等幾個健康服務中心試行，均有效協助民眾改善健康檢查數值和自我健康管理效能。因而撰寫此書，記錄本團隊以此方式推展糖尿病健康自我管理的團體輔導工作方式，希望依所呈現的章節，循序漸進帶領助人者學習。

本套書分成三本，包含理論與實務工作手冊。第一本是《糖尿病自我效能訓練團體輔導專業人員手冊》：共六章，前五章主要在說明糖尿病健康自我管理的團體輔導工作方式的設計理念、學理根據及實作經驗分享，提供助人工作者詳實的學習依據；第六章則說明專業助人者如何使用另外兩本供民眾使用之

實作手冊，進行糖尿病團體輔導活動的帶領。為方便活動進行，專業助人者可選擇第二或第三本，當作實作活動學員手冊。

第二本是《糖尿病自我效能及管理團體學員手冊》：以四單元／四週版的設計，提供實作時給學員直接使用，專業助人者可參閱本書第六章指引來使用。

第三本則是《糖尿病自我管理效能增進支持團體學員手冊》：包含初階的四單元／四週版團體活動單之學員手冊，和進階的六單元／六週版團體活動單之學員手冊，也是提供實作時給學員直接使用；專業助人者也是參閱本書第六章指引來進行實作使用。

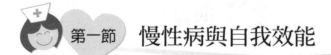

第一節 慢性病與自我效能

近年來由於環境、基因和行為因素，導致慢性病盛行，從十大死因來看，除了腫瘤和自殺外，幾乎都是慢性疾病居多。這些慢性疾病或許無法治癒，卻可以有效地控制，經由良好的醫療計畫和自我管理疾病可使患者與疾病和平共處，減少併發症和死亡率，甚至提升其生活品質。以糖尿病為例，糖尿病人口不斷上升，根據世界衛生組織估計，全球糖尿病人口將從 2000 年的一百七十六億倍數增加至 2030 年的三百七十億，其中絕大多數為第二型糖尿病（World Health Organization [WHO], 2004）。在台灣，糖尿病已成為影響國人最大的慢性疾病之一，例如，台灣地區糖尿病高居國人十大死亡原因的第四名，其死亡率連續數年來是十大死因中增加最快的疾病（行政院衛生署，2006）。糖尿病是一種無法根治的疾病，需要藥物、飲食及運動等多方面的控制，若患者控制不佳會產生嚴重的併發症，如視網膜病變、腎病變及神經病變等，造成極大醫療成本支出，根據統計，糖尿病醫療相關支出占健保總支出之 11.5%（Tseng, 2003）。

事實上，糖尿病是典型的自我管理疾病，疾病的治療和預防併發症主要取決於個案有無意願去執行每日基本的自我照護活動（Fitzgerald et al., 2000）。

衛生教育是控制糖尿病最重要的基石，然而光靠提升個案的知識並不代表血糖能被控制得好（吳淑芳、李玉嬋、張嘉容、Mary Courtney、張月玲，2007），此亦為糖尿病照護者遇見之瓶頸。研究顯示，大多數糖尿病病患並沒有適當地控制病情，僅有三成的糖尿病病患曾經自我血糖監測，30%糖尿病病人之糖化血色素超過 10%（Tasi, Wong, Lin, & Chang, 2002; Tseng, 2003），甚至在最新研究報導發現，只有 14%超過六十五歲之糖尿病病人糖化血色素在理想範圍（HbA1c＜6.5%）內（Tai, Chuang, Tsai, & Huang, 2006）。專業照護者必須使個案警覺及解決他們自身面臨的照護困境，使之與疾病共存及擔負自己的照護責任，才能改善控制不佳的病情（Chuang, Tsai, Huang, & Tai, 2001）。

　　早期的糖尿病研究著重於教育措施，如改善糖尿病的知識、自我照護行為和新陳代謝控制的改善（Fain, Nettles, Funnell, & Charron, 1999）。然而，近二十年來，糖尿病的研究轉向改善和增加重要的心理社會因素（Hunt, Arar, & Larme, 1998）以及認知因素，例如：自我效能（self-efficacy）（Johnson, 1996; Bandura, 1997）。糖尿病已被認定是一個最需要情緒和行為管理之慢性病之一，心理調適是糖尿病照護成果的一個重要指標，因為一旦心理調適有障礙，會減低長期自我管理動機和治療效果（Snoek & Skinner, 2006）。2002-2004 年在一個跨國超過十五個國家、一萬五千位糖尿病病人之態度、希望及需求研究計畫（diabetes attitudes, wishes and needs, DAWN）發現，大多數第二型糖尿病病人具有心理社會問題（85.2%），如感到自責、生氣、焦慮、憂鬱、擔心、無望甚至自殺念頭， 醫護專業人員亦覺得大多數（65.6%）病人心理社會安適狀態差，然而卻只有一成（10%）病人有接受心理諮商之轉介與輔導（Funnell, 2006; Peyrot et al., 2005; Skovlund & Peyrot, 2005）。Skovlund（2007）更指出臨床上約有 5-15%的糖尿病病人有心理疾病發病，需要專業的精神科醫師治療；40%的病人有與糖尿病相關之心理社會困擾，而干擾到生活品質及自我疾病管理，需要諮商心理輔導或轉介；約 55-60%的病人未被健康照護者評估出可能干擾其糖尿病治療的心理社會問題（見圖 1-1）。整合病人心理社會問題在糖尿病照護上扮演重要角色，特別是憂鬱症狀和血糖控制有密不可分的關係，心理社會治療之介入將有助於改善糖尿病自我管理和其生活品質（Skovlund & Peyrot,

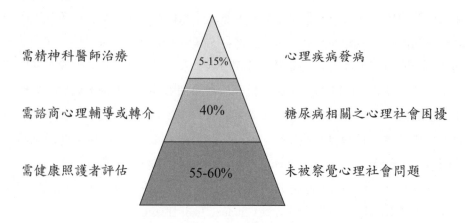

圖 1-1　糖尿病心理社會問題概況

2005）。Steed、Cooke 和 Newman（2003）以及 Ismail 等人（2004）在系統分析糖尿病心理介入措施成效之研究指出，除了提供醫療資訊外，介入行為和問題解決法、目標設定、社會支持等措施，可降低個人負向情緒及壓力且獲得較佳的疾病管理成效。

　　作者於 2004-2006 年運用自我效能模式及自我管理原則，發展一套適合本土之「自我效能增進方案」，介入糖尿病衛教計畫中並加以評值，研究結果顯示有效改善個案自我效能、自我照顧行為及社會支持等（Wu, 2007）。此方案有別於傳統衛生教育方式，乃因依個案問題為中心，鼓勵自我要求訂定個人目標；依同儕或病友之經驗分享，以激勵、諮商、手冊資料或衛教課程為架構，應用增強自我信心及授權技巧，使個案建立根深蒂固的自我照護能力。

　　雖然現代糖尿病醫療、藥物進步，衛教普及，但仍有多數糖尿病病人未達到合宜之健康及良好生活品質。目前，臨床專業照護人員亦擔心無法提供適當心理諮商技巧來幫忙解決或轉介病人心理問題，因此有計畫地訓練糖尿病照護專家具備諮商技巧是個非常重要的議題（Peyrot et al., 2005；吳淑芳等人，2007），因為第一線照護人員若可以有效篩檢個案心理問題，或加以判斷進行輔導或轉介，可防止疾病惡化。有計畫地訓練糖尿病照護專家具備心理諮商技巧是趨勢（Peyrot et al., 2005），可藉由培訓心理諮商人員且對於糖尿病領域有

興趣者;或由糖尿病照護專家,例如專科護理師、糖尿病合格衛教師、護士等對於諮商技巧訓練有興趣者來擔任。增進病人自我效能策略,前提必須建立一連串有用的對話引導技巧,以鼓勵病人擁有自己健康的主導地位。這些諮商技巧可借重心理諮商人員的專長,提供自我效能一系列結構式諮商訓練課程來培養。整合醫護人員與心理諮商人員的跨領域專業合作方式是個起點,跨領域專業人員合作可以整合醫療資源,協助病人解決真正抑制執行自我照顧之因素(吳淑芳等,2007)。以 Johns Hopkins Diabetes Center 衛生教育計畫為例,其於門診病人衛教計畫中採用自我效能增進訓練,並與其他單純衛教計畫比較發現,在實施自我效能訓練之衛教措施第六個月後,參與者明顯改善了心理安適狀態(emotional well-being)、自我照顧行為(self-care behaviors)和血糖控制(Rubin, 2000)。長遠來看,以自我效能為理論基礎的健康諮商能力培訓及實務演練的督導討論機制,可提升此多元專業領域人員的照護能力,對節省醫療成本長期目標效益而言,是絕對值得推動的。

第二節　合併因應技巧心理諮商於健康自我管理

知道卻做不到,是糖尿病病人最常遭遇的難題。

Brown(1990)指出傳統衛生教育可以改善糖尿病人的知識,但較少改善長期的血糖控制;光靠醫護人員負責宣導衛教知識,並不代表糖尿病人就能確實執行自我照顧與血糖控制。因為糖尿病需要病人遵從醫囑控制病症,常要改變生活習性和行為習慣;卻因個人偏好甜食、不愛運動、生活忙碌或不承認有病等情緒困擾壓力或社會支持不足等心理社會因素限制,使糖尿病人的自我照護和血糖控制未盡理想,甚至影響到生活品質(張利中,1990)。

所以美英等國家協助因應糖尿病的團體,提倡糖尿病衛生教育應屬於一種自我管理的教育(Goldstein, 2002),應著重於健康行為改變,需改善病人無力

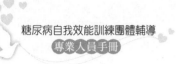
控制疾病的感受及行為，強化病患自我控制與自我管理責任的自我效能提升訓練（van der Bijl & Shortridge-Baggett, 2001）。

然而在正確獲取健康自我管理知識與自我行為控制行動間，提升知行合一的方法，可借重心理學的認知與行為改變知能來促成。由於糖尿病是長期慢性病，與疾病長期和平共存的關鍵，在於激勵病人維持長期合作動機，持續採取降低血糖值所需的改變飲食、運動、藥物控制等生活型態（Prochaska & DiClemente, 1983）；除了要讓病人願意認同和執行各項疾病管理計畫，更重要的是取決於病人對該件事困難度和重要性價值的判斷（Goldstein, 2002）。所以強調糖尿病自我管理，除了對病人提供衛教資訊之外，更須增強其自我能力感，及協助其監測自我照護的成果（Pasavic, 1980），強化自我照護能力和責任才是進而改善生活品質之關鍵（Chuang, Tsai, Huang, & Tai, 2001）。

是故，傳統的衛生教育形式已無法滿足病人學習自我照顧行為的需求與效果，須合併、借重其他心理諮商知能以因應疾病要求。例如Bodenheimer、Lorig、Holman 和 Grumbach（2002）等人運用自我效能為健康自我管理之中心概念時，即教導病患問題解決的因應技能，隨著病人確認自我問題並獲得技能，助其做出決定並執行適當的行為，病患就可能獲得成功經驗與自信，更願意持續管理自己的健康行為。

所以我們在國內也實際進行了糖尿病衛生教育合併心理諮商知能的因應技巧訓練，確實提高了病人因應疾病的自我效能，也具體改善了身體質量指數、糖化血色素或生活品質（李玉嬋、張嘉容，2006；李玉嬋、吳淑芳，2007）。這是直接提升糖尿病自我效能帶來的好處（Rubin, 2000）。

致力於健康自我管理的自我效能提升工作，看重的不是問題，而是強調面對問題的方式與態度，一個具有信心與希望感的人，較有意願維持克服困難的意念。因此下列幾項促進自我效能的基本工作理念，可供實務工作者參考：

1. 營造自己才是自己問題的專家與自己健康管理的主人之氣氛：自己的健康不能全然交給專家，因為每天執行健康養生習性的人是自己，營造一種為自己的健康負起責任的信念與氣氛，才能拿回健康主控權。

2. 創造成功的健康管理經驗：病人親身經驗到自己做得到的成功經驗，可

以帶動個人是有效能的感受，增強自信心；而看見別人可以做得到健康管理的成功經驗，彷彿是一種見證，可帶給旁觀者希望與力量，而朝這個可能性去嘗試創造成功經驗。

3. 看重小小改變目標為每次努力的重點：力邀每位病人為自己一次設定一個改變目標，尤其是一次只設定一個可行而具體看得見努力成果的小小改變目標，就能鼓勵病人去嘗試而看見可行性，進而願意持續一步步努力下去的動力。

4. 善用讚賞與激勵帶來賦予個人能力感的效果：鼓勵與支持，永遠是增強自我管理意願與動機的最佳推手；而來自專家的批評和指證，多會有打擊信心的副作用。

　　然而上述這些促進自我效能的工作理念，很適合共同處境者攜手一起努力；而就經濟觀點而論，以支持團體形式於衛生教育計畫中進行因應技巧訓練，成本很低，例如 Hopkins 教育計畫（Hopkins program）中，每位病人花費約三十五美元，病人額外參與的時間也不會太長，即可獲得更大的成效。因此，以支持團體形式介入，一方面符合經濟效益，一方面又可提供作為長期健康自我管理之支持互助力量來源，在疾病防治與健康促進是較佳的一種新策略。

　　只是推動這樣的計畫，最大困難在於培訓一個具有自我效能等因應諮商技巧的糖尿病照護專業人員，而這個人又需要是熟悉糖尿病相關照護經驗的人。有鑑於國內心理諮商專業人員投入醫學臨床界者實為少數，實在值得鼓勵其投身於糖尿病衛生教育領域中；目前仍要靠糖尿病合格衛教師為主要人力，訓練其整合心理諮商與醫藥衛生專業來提升糖尿病衛教對病人的充能效果，提升病人自我效能，以落實疾病自我管理是病人個人的責任。所以訓練糖尿病照護專家具自我效能因應技巧訓練能力，以便在糖尿病衛教計畫合併因應技巧等諮商訓練是強而有力的新方式，無論對個案、醫療體系或專業人員之成長都將具有極大的貢獻，也是國內未來的一個趨勢，亦為一大挑戰。

參考文獻

行政院衛生署（2006）。**衛生統計（二）——生命統計**。台北市：行政院衛生署。

李玉嬋、吳淑芳（2007）。**96 年度社區糖尿病高危險群健康自我管理促進計畫**。台北市政府衛生局委託專題研究計畫成果報告。

李玉嬋、張嘉容（2006）。**95 年度社區糖尿病高危險群自我健康管理健康促進計畫**。台北市政府衛生局委託專題研究計畫成果報告。

吳淑芳、李玉嬋、張嘉容、Mary Courtney、張月玲（2007）。自我效能諮商技巧訓練於糖尿病衛生教育之運用。**護理雜誌，5**（7），70-77。

張利中（1990）。**糖尿病患者疾病壓力、社會支持、情緒適應及遵行醫囑行為研究**。台北市：國立台灣師範大學衛生教育所碩士論文。

Bandura, A. (1997). *Self-efficacy: The exercise of control*. NY: W. H. Freeman and Company.

Bodenheimer, T., Lorig, K., Holman, H., & Grumbach, K. (2002). Patient self-management of chronic disease in primary care. *The Journal of the American Medical Association, 288*(19), 2469-2475.

Brown, S. A. (1990). Studies of educational interventions and outcomes in diabetes adults: A meta-analysis revisited. *Patient Education and Counseling, 16*(3), 189-215.

Chuang, L. M., Tsai, S. T., Huang, B.Y., & Tai, T. Y. (2001). The Diabcare (Taiwan) Study Group. The current state of diabetes management in Taiwan. *Diabetes Research Clinical Practice, 54*(supp1), S55-65.

Fain, J., Nettles, A., Funnell, M., & Charron, D. (1999). Diabetes patient education research: An integrative literature review. *The Diabetes Educator, 25*(6 suppl), 7-15.

Fitzgerald, J. T., Gruppen, L. D., Anderson, R. M., Funnell, M. M., Jacober, S. J., Grunberger, G., & Aman, L. C. (2000). The influence of treatment modality and ethnicity on attitudes in type 2 diabetes. *Diabetes Care, 23*(3), 313-318.

Funnell, M. M. (2006). The diabetes attitudes, wishes, and needs (DAWN) study. *Clinical Diabetes, 24*, 154-155.

Goldstein, M. (2002). Promoting self-management primary care settings: Limitations and opportunities. In R. Williams, W. Herman, A. L. Kinmonth, & N. J. Wareham (Eds.), *The evidence base for diabetes care* (pp.11-30.). U.K.: John Wiley & Sons, Ltd.

Hunt, L., Arar, N., & Larme, A. (1998). Contrasting patient and practitioner perspectives in type 2 diabetes management. *Western Journal of Nursing Research, 20* (6), 656-682.

Ismail, K., Winkley, K., & Rabe-Hesketh, S. (2004). Systematic review and meta-analysis of randomised controlled trial of psychological interventions to improve glycaemic control in patients with type 2 diabetes. *Lancet, 363*(15), 1589-1597.

Johnson, J. A. (1996). Self-efficacy theory as a framework for community pharmacy based diabetes education programs. *The Diabetes Educator, 22*, 237-241.

Lorig, K. (2001). *Patient education: A practical approach*. ND: Sage Publications, Inc.

Pasavic, E. (1980). Evaluations of patient education programs: A meta-analysis. *Evaluation and the Health Profession, 3*, 47-62.

Peyrot, M., Rubin, R. R., Lauritzen, T., Snoek, F. J., Matthews, D. R., & Skovlund, S. E. (2005). Psychosocial problems and barriers to improved diabetes management: Results of the cross-national diabetes attitudes, wishes, and needs (DAWN) study. *Diabetic Medicine, 22*, 1379-1385.

Prochaska, J., & DiClemente, C. (1983). Stages and processes of self-change of smoking: Towards an integrative model of change. *Journal of Consultant Clinical Psychology, 51*(3), 390-395.

Rubin, R. R. (2000). Psychotherapy and counselling in diabetes mellitus. In F. J. Snoek & T. C. Skinner (Eds.), *Psychology in Diabetes Care* (pp.235-263.). London, England: John Wiley& Sons Ltd.

Skovlund, S. E., & Peyrot, M. (2005). The diabetes attitudes, wishes, and needs (DAWN) program: A new approach to improving outcomes of diabetes care. *Diabetes Spectrum, 18*, 136-142.

Skovlund, S. (2007). *Why psychosocial aspects of diabetes care need to be included into national diabetes treatment guidelines?* Taipei: Taiwanese Association of Diabetes Educators Annual Meeting.

Snoek, F. J., & Skinner, T. C. (2006). Psychological aspects of diabetes management. *Medicine, 31*(2), 61-62.

Steed, L., Cooke, D., & Newman, S. (2003). A systematic review of psychosocial outcome following education, self-management and psychological interventions in diabetes mellitus. *Patient Education and Counseling, 51*(1), 5-51.

Tai, T. Y., Chuang, L. M., Tsai, S. T., & Huang, B. Y. The Diabcare (Taiwan) Study Group. (2006). Treatment of Type 2 diabetes mellitus in a primary care setting in Taiwan: Comparison with secondary/tertiary care. *Journal of the Formosan Medical Association, 105* (2), 105-112.

Tasi, S. T., Wong, C. H., Lin, R. S., & Chang, S. H. (2002). A report of diabetes quality care. *Annual Report of Taiwanese Association of Diabetes Educator*. Taipei: Taiwanese Association of Diabetes Educator.

Tseng, C. H. (2003). Prevalence and risk factor of peripheral arterial obstructive disease in Taiwanese type 2 diabetes patients. *Angiology, 54*(3), 331-338.

van der Bijl, J. J., & Shortridge-Baggett, L. M. (2001). The theory and measurement of the self-efficacy construct. *Scholarly Inquiry for Nursing Practice: An International Journal, 15*(3), 189-207.

World Health Organization (2004, August 25). *Diabetes estimates and projections*. Retrieved 2004, from http://www.who.int/ncd/dia/databases4.htm

Wu, S. F. (2007). *Effectiveness of self-management for persons with type 2 diabetes following the implementation of a self-efficacy enhancing intervention program in Taiwan*. Queensland University of Technology: Doctorate thesis.

自我效能於慢性病之臨床應用

吳淑芳

第一節　糖尿病現況與管理

　　近年來國人生活型態與飲食習慣改變，慢性病日益盛行，其中高居第四位的糖尿病發生後，若無法控制得宜，將產生大、小血管併發症，甚至威脅到生命及影響生活品質。國內文獻發現，糖尿病患者遵從行為非常複雜且不易執行，加上心理社會因素，例如情緒困擾、壓力、社會支持等，使糖尿病個案的自我照護與血糖控制未盡理想，甚至影響到生活品質（張利中，1990）。Lorig（2001）提到知識雖有助於改變行為，但有正確的知識並不代表病人一定會改變行為，所以病人教育除了知識的改變之外，也該包括更多的行為與態度改變。傳統認知教學在增進糖尿病患者自我照顧能力的特定技巧已不足夠，需要進一步讓病人有自我管理疾病的行為能力和在每天生活中執行的信心，進而有效管理自己的疾病。

　　國外糖尿病團體強調糖尿病衛教應屬於自我管理的教育，自我管理衛教計畫需反映出病人自我判斷日常生活所需，由病人同意並執行此計畫（Goldstein, 2002）。但是如何認同和執行各項治療計畫，取決於病患對該件事困難度和價值觀的判斷力（Goldstein, 2002）。Bandura（1997）亦指出自我照顧行為與效

能預期（efficacy-expectations）有關，也就是與病患如何預期自己執行自我照顧行為效果的信念有關。護理人員在進行病患自我照顧衛教中，應加入心理社會因素之輔導，例如運用自我效能理論去增強糖尿病患者的信心，相信自己有能力達成自我照顧（Ismail, Winkley, & Rabe-Hesketh, 2004; Johnson, 1996; Sigur-ardóttir & Árún, 2005）。研究和臨床應用指出，自我效能確實可以改善並促進訊息和技能的傳遞，如此得以修正傳統糖尿病衛教之不足（Brown, 1990; Johnson, 1996）。

本文提供自我效能理論背景之整體概念，接著以糖尿病為例解釋自我效能之測量，並列舉自我效能增強策略，實際運用不同量測工具及護理措施來測試理論概念，藉以改善病人自我照護行為。

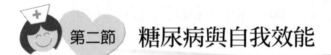

第二節 糖尿病與自我效能

早期糖尿病研究著重於教育措施，包括改善糖尿病知識、自我照護行為與新陳代謝控制（Fain, Nettles, Funnell, & Charron, 1999），但 Brown（1990）指出，改善病人知識層面的教育有一定影響力，但較難改善長期的血糖控制。故近年來，糖尿病研究轉向改善重要的心理社會因素（Hunt, Arar, & Larme, 1998）與認知因素，例如：自我效能理論（Anderson et al., 1995; Bandura,1997; Glasgow & Osteen, 1992; Johnson, 1996）。以往病人習慣於默默接受醫療知識，但經醫護人員指導、順應環境照護並非有效的解決方法。Bodenheimer、Lorig、Holman 和 Grumbach（2002）運用自我效能為研究依據，結果顯示，當人們成功解決已確認的問題，自我效能便被提升。自我管理教育教導個案問題解決技能，隨病患確認自我問題，提供技能幫助病患做決定與執行合適活動，以改變其生活行為。

糖尿病自我效能研究著重預測自我照顧的能力。如長期罹患糖尿病，遵從性低的病人比遵從性高的病人自我效能低但疾病需求高（Poradzisz, 2001）。自

我效能高的糖尿病患者比自我效能低者較能遵從自我照顧活動（van der Laar & van der Bijl, 2001）。其他研究大多顯示自我效能信念與預測自我照顧特定行為有關，例如：血糖管理、飲食、運動與胰島素使用（Sigurardóttir & Árún, 2005），藉由提升糖尿病個案自我效能可增進自我照護能力，改善生活品質。國內醫療場域中協助糖尿病病人的專業工作者，包括具專業合格認證的糖尿病衛教師或醫護人員，雖具有糖尿病的專業領域資訊，卻可能缺乏提升病患自我效能相關技巧而無法在此方面著力；需要心理、諮商專業領域知識合作，來豐富醫護人員對病患效能提升的技能與作法。整合心理諮商與醫藥衛生專業有利於提升糖尿病衛教成效，也是國內未來的趨勢及挑戰。

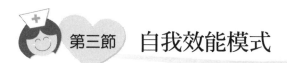

第三節　自我效能模式

　　自我效能是社會認知理論重要的一環。依據 Bandura 對自我效能定義為「有關個人對執行特定行為的能力或產生結果信念的一種期望」（Bandura, 1977）。然而，這個定義後來又被擴展修訂成「人們自我組織和執行特定行為的能力判斷」（Bandura, 1986, p.391）。因此，自我效能的判斷力不是和個人的技能有關，而是和個人是否能夠執行技能的自覺力有關。Shortridge-Baggett 和 van der Bijl（1996）提出自我效能模式，認為自我效能是個人行為、自我特徵和環境發生互動所產生的理論。其概念包括個人的特徵（characteristics）、行為（behaviors）及結果（outcomes）；而效能預期（efficacy expectations）與結果預期（outcome expectations）兩大因素會影響行為和結果；四種訊息來源（information sources）則是增強效能預期的方法與策略。其實，這些基本元素源自於 Bandura（1977, 1986）的社會認知理論，Bandura 認為效能預期（能力的自信）和結果預期（期望行為結果的信念）是決定個人是否會運用於特定行為（van der Bijl & Shortridge-Baggett, 2001）的兩大元素。雖然效能預期和結果預期是不同的結構，但在行為改變的影響力卻有加成作用，任何成果都受到這

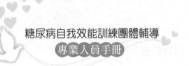

兩項要素之影響。自我效能模式（self-efficacy model）說明如下（見圖 2-1）。

▶ 一、效能預期或自我效能

自我效能的定義為「人們自我組織和執行特定行為的能力判斷」（Bandura, 1986, p.391）。此定義顯示出人們的自我效能並非天生的特質，而是與特定情境有關，一般而言，人們能夠判斷自己有能力做特定事情或因應某種情境，卻沒有能力執行另一情境之特定行為。例如：一個人能在平坦地面行走十公里，但卻可能無法用於爬山（van der Bijl, van Poelgeest-Eeltink, & Shortridge-Baggett, 1999）。自我效能並非強調人們的能力，而是人們能做什麼的判斷力（Bandura, 1986, p.391）。因此，自我效能不是個人的特徵，而是與特定情況有關的概念（van der Bijl & Shortridge-Baggett, 2001）。

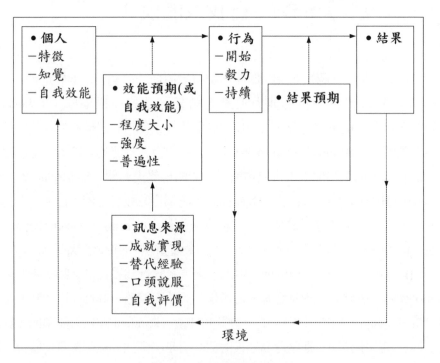

圖 2-1　自我效能模式

資料來源：Shortridge-Baggett & van der Bijl, 1996.

因為自我效能與情境和任務導向有密不可分的關係（van der Bijl, van Poel-geest-Eeltink, & Shortridge-Baggett, 1999），自我信心可以克服既有困難達成特定行為成就。自我效能的判斷力建立在過去經驗的特定目標，且會改變效能信念的程度大小（magnitude）、強度（strength）和普遍性（generality）（Bandura, 1977; Bandura, 1986）。這三個因素不斷地相互影響著；例如目標的困難度需考慮其程度大小；強度是指個人對達成目標的信念維持；最後，普遍性則是指自我效能是否只用於特定情境，或是可以普及到另一個新情境（Shortridge-Baggett & van der Bijl, 1996）。

Bandura（1986）主張自我效能對行為改變是最有效的預測者，此外，自我效能會影響人們如何思考、感覺、提供動機去執行行動（van der Bijl & Short-ridge-Baggett, 2001）。自我效能被認為是對人類行為影響力最大的要素，也就是個人執行任務的能力信念為完成任務最大的預測者。Conner 和 Sparks（1995）發現強烈意念的個人效能與較佳的健康狀況、高成就有關。然而，擁有高自我效能者並非完全沒有焦慮行為（Feist, 1994），只是擁有強烈效能信念的人，在感到焦慮時只會出現少許的自我懷疑便迅速地恢復（Bandura, 1997）。就健康的角度來看，高自我效能者比低自我效能者較少發生憂鬱的情況（Bandura, 1997）。總之，效能預期與個人引發行為能力之信念有關，藉由激發人們去執行任務而產生想要的結果。至於結果預期則具有較高度的依賴性，因此，效能預期比結果預期更能預測成就。

◉ 二、結果預期

結果預期是一種認為行為可能產生結果之判斷力（Bandura, 1997, p.21）。依據 Bandura（1997）在因果關係的描述，行為為因，結果為果。人們預期的結果大部分仰賴於如何讓自我做得更好之判斷力上。因此，結果來自於行動（action）。Bandura 舉兩個解釋來區分效能預期和結果預期：「你能夠執行任務嗎？」（效能預期或自我效能）和「如果你努力完成這個任務會有什麼結果？」（結果預期）。他宣稱如果一個人相信特定的行動方向，則會產生特定的結果；但是，如果他們疑惑是否能實際去執行這活動時，他們將不會在成果

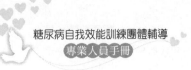
信念上有所行動（Bandura, 1986, p.392）。

即使 Bandura（1986）和 Shortridge-Baggett（2001）假設自我效能在預測行為和結果皆扮演重要的角色，事實上，在許多研究中，結果預期並未被測量到，只有在少許研究曾被探討（Shannon, Bagby, Wang, & Trenker, 1990）。例如，乳房自我檢查方面，效能預期和結果預期都被認為是良好的預測變項。相反地，Shannon 等人（1990）的研究結果顯示，結果預期並無法預測減重的目的。此外，對一個獨立預測變項而言，結果預期只成功地預測血糖測驗的重要性。所以，結果預期的益處仍需在糖尿病研究中作進一步的探討（Williams & Bond, 2002）。

▶ 三、訊息來源

特定任務的自我效能主要透過直接或間接經驗來發展四個主要訊息來源：成就實現（performance accomplishments）、替代經驗（vicarious experience）、口頭說服（verbal persuasion）和自我評價（self-appraisal），此四者和人們在新的情境下與自我效能相互作用，並將影響自我效能的大小程度和強度（Bandura, 1977; Shortridge-Baggett & van der Bijl, 1996; van der Bijl & Shortridge-Baggett, 2001），茲詳述於下：

(一)成就實現

成就實現（又稱練習和早期經驗）在發展個人自我效能感受中是最具影響力的來源（Shortridge-Baggett & van der Bijl, 1996）。成就實現是指積極活動達成目標的成功經歷，主要來自以前相關行為所完成的經歷和累積的熟練技能（McAuley, Lox, & Duncan, 1993）。成功的成就會加強執行特定任務的自我效能，並推廣套用到相似的任務上，同時這也會增加個人對抗失敗的能力。成功的經驗可以提升自我效能，反覆失敗則會降低自我效能，尤其是在早期的學習過程中失敗影響最大。總之，成功的行為歸功於強烈的自我效能信念，這個訊息來源比起替代經驗或其他行為回饋來源重要（Bandura, 1982）。

人們需要成功的經驗來改善自我效能（Gonzalez, Goeppinger, & Lorig,

1990），例如：Johnson（1996）聲稱糖尿病患者應有機會參與學習血糖監測方法直到成功。此外，應該先習慣簡單的情況進而參與較複雜的情況（Bandura, 1986），為提高自我效能，設立目標是重要的（van der Laar & van der Bijl, 2001）。然而設定目標與獲得回饋同等重要，每個教育階段前，應先讓當事人報告其目標達成成效，並給予回饋（van der Laar & van der Bijl, 2001）。Gonzalez、Goeppinger 和 Lorig（1990）指出，每個教育過程至少要有 30%屬於訂立契約與回饋，經由電話規律地詢問當事人成效也是有效的。此外，糖尿病患者日記是另一個很好的回饋來源。例如：血糖值、自我照顧行為，日記裡可發現特殊情況與當事人自我管理的相關性。當病患知道自己期待什麼，並意識到將會發生什麼而去選擇行為策略，自我效能便被提升了（van der Bijl & Shortridge-Baggett, 2001）。

(二)替代經驗

替代經驗（又稱觀察他人成功地執行任務）主要經由觀察他人而得到想要的行為（Shortridge-Baggett & van der Bijl, 1996）。這個訊息來源效果比成就實現小，因為替代經驗的判斷需以觀測他人的執行為根據，別人的例子可作為自己的角色模範，並提供特定行為困難程度的相關資訊（Shortridge-Baggett, 2001）。愈是認知到自我和他人相似處，愈會產生衝擊（Bandura, 1997）。

觀察他人學習模式中，應該說服個案面對挑戰，讓他們看到明確的結果，這是非常重要的，於是個案會說服自己：「假如別人能夠做到，我也一定能做到！」（Liebert & Spiegler, 1994）雖然替代經驗在促進行為改變上扮演第二重要來源，但它可以逐一排除個人失敗的感覺（Bandura, 1997）。人們角色模式學習呈現觀察者相關結果的相似處，可利用團體教育，引導者選擇有相同的健康問題者發言，詢問其他成員的想法或解決方法，互相鼓勵，甚至提供專業人士想不出來的創新方法（Gonzalez, Goeppinger, & Lorig, 1990）。此模式也可被利用於大眾媒體，如電視、影片、電影、小冊子與教科書，Johnson（1996）建議，影片可呈現糖尿病照顧的觀點並運用於不同族群上，如糖尿病患童、青少年和老年人。雖然替代經驗非效能的唯一來源，但這因素卻能逐一排除個人失

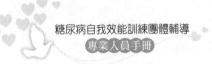

敗的感覺，補足成功的經驗（Bandura, 1997）。

(三)口頭說服

　　口頭說服能增強自我效能（效能預期）和結果預期，並引導行為改變的意向（Maddux, Sherer, & Rogers, 1982）。雖然口頭說服是最常被使用的來源，但遠比前面兩個來源弱，因為它不是有關個人的自我經驗或例證，所以效果相當有限。口頭說服是指接受他人正向的文字或言語增強，例如「你很棒！你可以做到的」，這種技巧適用於人們開始脫離舊行為、在完成新行為之後，作用在於強化固定新行為（Shortridge-Baggett & van der Bijl, 1996）。

　　由於口頭說服很容易提供和獲得，相對地，可能因為後續不理想的操作或個案對說服者的不信任而消失。因此，口頭說服比成就實現和替代經驗缺乏說服力。對糖尿病患者而言，口頭說服最初運用於知識傳遞，病人先領悟到為什麼必須改變其行為，才被激發改變行為，例如飲食與運動的改變。至於血糖監測技術可先教導病人，並隨即解釋建議監測的頻率（Johnson, 1996）。正向行為回饋及正確解釋發生錯誤，可提升個案之自我效能（van der Bijl & Shortridge-Baggett, 2001）。

(四)自我評價

　　自我評價為較不具體的一種訊息來源。人們依賴身體與情感狀況來判斷自我能力（Bandura, 1997; van der Bijl & Shortridge-Baggett, 2001）。生理反應可以是一種回饋訊息，提供人們判斷執行任務的好壞（Shortridge-Baggett & van der Bijl, 1996）。情緒反應來自生理線索，例如：心跳和呼吸型態可被用來判斷焦慮的程度和行為準備度。高度焦慮是一種負回饋，尤其對於複雜任務而言，它會減低個人自信心和執行效果（Bandura, 1986）。當人們經歷壓力、焦慮和憂鬱等會被視為個人缺陷的徵兆；疼痛、疲倦、低血糖則會被詮釋為低生理效能。執行活動需要強度和意志力，所以當人們自覺輕鬆時比有壓力時更容易成功（Shortridge-Baggett, 2001），如 Maddux 和 Lewis（1995）指出，當人們心情舒緩時，對自我能力會更具信心。因此，當學習新行為時，減輕和控制情緒

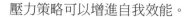

壓力策略可以增進自我效能。

 **第四節** 傳統糖尿病衛教與自我效能
增進措施方案之比較

　　傳統個別或團體衛教通常給予教育單張，再說明內容。每次衛教活動大約
10-20 分鐘。依台灣糖尿病個案需求發展適合本土糖尿病自我管理措施方案，
稱為自我效能增進措施方案（self-efficacy enhancing intervention program）簡稱
SEEIP，此 SEEIP 健康促進計畫有別於傳統衛生教育，是以自我效能理論為基
礎，依個案問題為中心，鼓勵自我要求訂定個人目標；藉同儕或病友之經驗分
享，提供手冊資料，以諮商為架構，應用增強自我信心及授權技巧，使個案逐
漸建立根深蒂固的自我照顧能力並確實執行。SEEIP 所耗費之時間及人力較傳
統衛教來得高，然而國外研究發現，團體心理諮商教育合併因應技巧訓練（cop-
ing skills training）的好處範圍很廣。以 Johns Hopkins Diabetes Center 衛教計畫
為例，參與者明顯改善疾病自我管理和血糖控制情形（以 HbA1C 評值）（Rub-
in, 2000）。執行此計畫以長遠節省醫療成本而言是值得的。以下藉由表 2-1 說
明 SEEIP 計畫與傳統衛教之異同（見下頁）。

　　自我效能增進方案應用四個訊息來源內容包括：觀看影片、獲得《糖尿病
自我效能及管理團體學員手冊》、參與自我效能增進措施方案的連續課程及電
話追蹤（吳淑芳、Courtney、Edwards、McDowell、Shortridge-Baggett、張嘉
容，2006），茲詳述如下。

1. 「影片」：利用自我效能理論的替代經驗和口頭說服。人們的信念扮演
   一個重要的角色，提供自我動機及調整自我行為（Bandura, 1997），例
   如，考慮改變有害健康的習慣或追求恢復以前正常的活動，在健康教育
   計畫裡，媒體工具提供人們採用健康的預防疾病訓練，是具說服力的傳
   遞方式。

表 2-1　自我效能增進措施方案與傳統衛教之差異

主題	傳統糖尿病衛教	自我效能增進措施方案
內容	疾病防治之保健知識及技能	糖尿病防治之保健知識及技巧；技巧著力於增強自我效能（信心）及注重個案如何了解自己的問題並針對問題付諸行動。
目標	能遵從醫護人員所教的，希望改善臨床症狀和結果	能增強自我效能，改變自我照顧行為，進而改善臨床症狀和結果。
動機	外在動機	內在動機；病人獲得同理和了解，有自信去完成新行為。
誰是教育者（健康團隊）	健康團隊（醫師、護士、營養師）	健康團隊（醫師、護士、營養師、諮商師）、同儕領導者、團體中的其他病友。
教材	小冊子或衛教單張	多種聯合教材；如病友影片、自我照顧衛教及目標設定手冊、一般衛教單張、諮商課程、團體經驗分享、電話追蹤等。
程序	依照衛教者而異，一般程序為先給衛教單張，再依內容衛教	1. 觀看病友錄製之影片 10-15 分鐘。 2. 獲得一本《糖尿病自我效能及管理團體學員手冊》。 3. 參加四次自我效能增進措施方案課程（目標設定技巧）。 4. 電話追蹤及提供正向鼓勵與支持。
時間	10-20 分鐘	4-6 小時
理論背景	提供特殊疾病知識以產生行為改變，而有好的病程結果	以完整清楚的概念架構、自我效能理論應用於糖尿病病人行為改變模式，產生較佳的病人自信心而改變生活型態，造就好的病程結果。
理論依據之內涵	疾病防治之保健知識及技能	糖尿病防治之保健知識及技能，其來源包括：執行力（技能）、同儕好的經驗、語言說服、自我評價（Bandura, 1997）。
結果評值	疾病防治之保健知識及技能	糖尿病管理自我效能、自覺治療效能、自我管理行為（如日常生活自我照顧活動、飲食、運動、體重、血糖自我監測、服藥等）、心理社會安適狀態、生活品質及醫療成本及使用率。

2. 《糖尿病自我效能及管理團體學員手冊》：可以配合課程使用，手冊中有許多真實的案例、故事描述疾病狀況及因應方法。在效能提升開始，手冊可用於腦力激盪以便帶動討論，加上諮商導引問題及目標設定鼓勵個案維持自我管理記錄，此部分理論的依據為替代經驗和成就實現。

3. 「糖尿病自我效能增進措施方案課程」：目的於增進成就實現、分享經驗、口頭說服及自我評價。主要訓練個案自我效能增進技能、自我目標設定分享、糖尿病伙伴支持等。引導者需要是一位受過訓練具諮商技巧之註冊護士或合格衛教師或是對糖尿病照護有興趣之諮商人員（諮商技巧之訓練見下一章）。

4. 「電話追蹤」：課程結束後，引導者或同儕帶領者經由電話接觸參與者，讓個案感到被關懷，提高其自我照護動機，進而轉換成健康照顧行為。打電話的目的是藉由口頭說服來促進持續性的成就實現。

　　應用所有訊息來源於此方案可使個案在新情境之下與自我效能相互作用，而產生預期結果（Shortridge-Baggett & van der Bijl, 1996）。Bandura（1997）主張結合四個主要訊息來源為增進自我效能最有效的方法。Johnson（1996）研究亦證實應用四個訊息於糖尿病教育計畫會產生最佳之效果。自我效能的應用在護理領域上占了相當重要的地位，當個人想要得到期望的結果時，就必須先對行為有所認知，經由訊息來源影響或增進個人毅力的維持，進而達到想要的成果。蔣立琦、郭雅雯和林綽娟（2004）以 Walker 和 Avant 的概念分析來探討自我效能，指出自我效能雖是出自於其他領域的概念，在護理界運用時應清楚了解概念的屬性與特徵，嘗試建立架構與概念之關係，以便在護理專業應用時能作為有效的文獻依據。本文中自我效能模式提供一個機制解釋個人特徵、行為和結果。一個具有高度自我效能的人會有正向的自我評價，可經由成功的經驗控制和提升執行能力的期望；相反地，一個低自我效能感受的人預期失敗，缺乏信心接受挑戰，因此缺少行動力。在慢性疾病方面如糖尿病，患者的血糖應長期監控在正常範圍之內，需仰賴個人執行自我照護的活動，包括飲食控制、規律活動和使用藥物，擁有高度自我效能者，能使其生活品質及疾病控制方面

達到最佳的結果；相反地，低度自我效能者會顯得較悲觀、憂鬱，嚴重者易產生較多的併發症使其病情加重。現今自我效能概念在護理上之應用仍不普遍，期許藉由自我效能增進措施在糖尿病照護的應用，藉以提升病患自我管理疾病能力，減少醫療資源的浪費並提高生活品質。

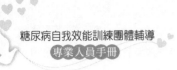

參考文獻

行政院衛生署國民健康局（2002）。**民國 91 年國民健康促進知識、態度與行為調查**。台北市：行政院衛生署國民健康局。

吳淑芳、Courtney, M.、Edwards, H.、McDowell, J.、Shortridge-Baggett, L. M.、張嘉容（2006）。糖尿病個案自我效能增進訓練及實例應用。**台灣醫學，10**（1），115-122。

張利中（1990）。**糖尿病患者疾病壓力、社會支持、情緒適應及遵行醫囑行為研究**。台北市：國立台灣師範大學衛生教育所碩士論文。

蔣立琦、郭雅雯、林綽娟（2004）。自我效能之概念分析。**護理雜誌，51**（2），67-72。

Anderson, R. M., Funnell, M. M., Butler, P. M., Arnold, M. S., Fitzgerald, J. T., & Feste, C. C. (1995). Patient empowerment: Results of a randomized controlled trial. *Diabetes care, 18*(17), 934-949.

Bandura, A. (1977). Self-efficacy: Toward a unifying theory of behavior change. *Psychological Review, 84*(2), 191-215.

Bandura, A. (1982). Self-efficacy mechanisms in human agency. *American Psychologist, 37*(2), 122-147.

Bandura, A. (1986). *Social foundations of thought and action: A social cognitive theory*. Englewood Cliffs, NJ: Prentice-Hall.

Bandura, A. (1997). *Self-efficacy: The exercise of control*. NY: W. H. Freeman and Company.

Bodenheimer, T., Lorig, K., Holman, H., & Grumbach, K. (2002). Patient Self-management of chronic disease in primary car. *The Journal of the American Medical Association, 288*(19), 2469-2475.

Brown, S. A. (1990). Studies of educational interventions and outcomes in diabetes adults: A meta-analysis revisited. *Patient Education and Counseling, 16* (3), 189-215.

Conner, M., & Sparks, P. (1995). The theory of planned behavior and health behaviours. In M. Conner & P. Norman (Eds.), *Predicting health behavior*. Buckingham: Open University Press.

Fain, J., Nettles, A., Funnell, M., & Charron, D. (1999). Diabetes patient education research: An integrative literature review. *The Diabetes Educator, 25* (6 suppl), 7-15.

Feist, J. (1994). *Theories of personality*. Madison: Brown & Benchmark Publishers.

Fitzgerald, J. T., Gruppen, L. D., Anderson, R. M., Funnell, M. M., Jacober, S. J., Grunberger, G., & Aman, L. C. (2000). The influence of treatment modality and ethnicity on attitudes in type 2 diabetes. *Diabetes Care, 23*, 313-318.

Glasgow, R. E., & Osteen, V. L. (1992). Evaluating diabetes education. Are we measuring the most important outcomes? *Diabetes Care, 15*, 1423-1432.

Goldstein, M. (2002). Promoting self-management primary care settings: Limitations and opportunities. In R. Williams, W. Herman, A. L. Kinmonth, & N. J. Wareham (Eds.). *The evidence base for diabetes care* (pp.11-30). London U.K.: John Wiley & Sons, Ltd.

Gonzalez, V. M., Goeppinger, J., & Lorig, K. (1990). Four psychosocial theories and their application to patient education and clinical practice. *Arthritis Care, 3*, 132-143.

Hunt, L., Arar, N., & Larme, A. (1998). Contrasting patient and practitioner perspectives in type 2 diabetes management. *Western Journal of Nursing Research, 20*, 656-682.

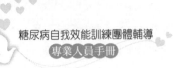
Ismail, K., Winkley, K., & Rabe-Hesketh, S. (2004). Systematic review and meta-analysis of randomised controlled trial of psychological interventions to improve glycaemic control in patients with type 2 diabetes. *Lancet, 363*(15), 1589-1597.

Johnson, J. A. (1996). Self-efficacy theory as a framework for community pharmacy based diabetes education programs. *The Diabetes Educator, 22*(3), 237-241.

Liebert, R., & Spiegler, M. (1994). *Personality: Strategies and issues* (7th ed.). Pacific Grove: Brooks/Coles Publishing Company.

Lorig, K. (2001). *Patient education: A practical approach*. Greater Kailash I, ND: Sage Publications, Inc.

Maddux, J., Sherer, M., & Rogers, R. (1982). Self-efficacy expectancy and outcome expectancy: Their relationship and their effects on behavioural intentions. *Cognitive Therapy Research, 6*, 207-211.

Maddux, J. E., & Lewis, J. (1995) Self-efficacy and adjustment: Basic principles and issues. In J. E. Maddux (Eds.), *Self-efficacy, adaptation and adjustment: Theory, research, and application*. New York: Plenum Press.

McAuley, E., Lox, C., & Duncan, T. (1993). Long-term maintenance of exercise, self-efficacy, and physiological change in older adults. *Journal Gerontology, 48*, 218-224.

McDowell, J., Courtney, M., Edwards, H., & Shortridge-Baggett, L. M. (2005). Validation of the Australian/English version of the diabetes management self-efficacy scale. *International Journal of Nursing Practice, 11*(4), 177-184.

Poradzisz, M. (2001). *Variables affecting quality of life and adherence in adults with type 2 diabetes*. University of Illinois at Chicago: PhD doctoral dissertation.

Rubin, R. R. (2000). Psychotherapy and counselling in diabetes mellitus. In F. J. Snoek, & T. C. Skinner (Eds.), *Psychology in diabetes care* (pp.235-263.). London, England: John Wiley& Sons Ltd.

Shannon, B., Bagby, R., Wang, M. Q., & Trenker, L. (1990). Self-efficacy: A contributor to the explanation of eating behavior. *Health Education Research, 5*(4),

395-407.

Shortridge-Baggett, L. M. (2001). Self-efficacy: Measurement and intervention in nursing. *Scholarly Inquiry for Nursing Practice: An International Journal, 15* (3), 183-188.

Shortridge-Baggett, L. M., & van der Bijl, J. J. (1996). International collaborative research on management self-efficacy in diabetes mellitus. *Journal of the New York State Nurses Association, 27*(3), 9-14.

Sigurardóttir, A. R., & Árún, K. (2005). Self-care in diabetes: Model of factors affecting self-care. *Journal of Clinical Nursing, 14*(3), 301-314.

Tasi, S. T., Wong, C. H., Lin, R. S., & Chang, S. H. (2002). A report of diabetes quality care. *Annual report of Taiwanese association of diabetes educator.* Taipei: Taiwanese Association of Diabetes Educator.

Tseng, C. H. (2003). Prevalence and risk factor of peripheral arterial obstructive disease in Taiwanese type 2 diabetes patients. *Angiology, 54*(3), 331-338.

van der Bijl, J. J., & Shortridge-Baggett, L. M. (2001). The theory and measurement of the self-efficacy construct. *Scholarly Inquiry for Nursing Practice: An International Journal, 15*(3), 189-207.

van der Bijl, J. J, van Poelgeest-Eeltink, A., & Shortridge-Baggett, L. M. (1999). The psychometric properties of the diabetes management self-efficacy scale for patients with type 2 diabetes mellitus. *Journal of Advanced Nursing, 30*(2), 352-358.

van der Laar, K. E. W., & van der Bijl, J. J. (2001). Strategies enhancing self-efficacy in diabetes education: A review. *Scholarly Inquiry for Nursing Practice: An International Journal, 15*, 235-248.

Williams, K. E., & Bond, M. J. (2002). The roles of self-efficacy, outcome expectancies and social support in the self-care behaviors of diabetes. *Psychology, Health & Medicine, 7*(2), 127-141.

World Health Organization (2004, August 25). *Diabetes estimates and projections.* Retrieved 2004, from http://www.who.int/ncd/dia/databases4.htm

CHAPTER 3
自我效能諮商技巧
於糖尿病衛生教育
之運用

吳淑芳、李玉嬋、張嘉容、
Mary Courtney、張月玲

前言

　　台灣慢性病人口不斷上升，高盛行及死亡率是健康促進及臨床醫學的一大挑戰。許多糖尿病併發症和嚴重度可經由良好自我照顧來預防，例如定時服藥、運動、監測血糖、嚴謹飲食規範，與確實執行足部護理（McDowell, Courtney, Edwards, & Shortridge-Baggett, 2005）。自我照顧知識及技能一般透過衛生教育傳遞給病人，所以衛生教育是糖尿病預防及治療的重要基石。台灣在 2001 年開始，全民健保補助糖尿病基本品質報酬計畫，若醫療照顧者提供營養會診及個人糖尿病教育，健保可對此服務提供部分補助；迄今在台灣至少有一百三十九個糖尿病衛教促進機構分布在大小醫療機構中且不斷增加當中。然而文獻顯示，大多數糖尿病病患並沒有適當地控制病情，僅有三成的糖尿病病人曾經自我血糖監測，甚至 30% 糖尿病病人之糖化血色素超過 10%（Tasi, Wong, Lin, & Chang, 2002; Tseng, 2003）。

Lorig（2001）在《病人教育》（*Patient Education*）一書中就提到，知識雖有助於改變行為，但有正確的知識並不代表病人一定會改變行為，否則就不會有抽菸、過重的人；病人教育除了知識的改變之外，也該包括更多的行為與態度改變。傳統認知教學在增進糖尿病患自我照顧能力的特定技巧已不足夠，需要進一步讓病人有自我管理疾病的行為能力和在每天生活中執行的信心，進而有效管理自己的疾病。所以，國外糖尿病團體強調糖尿病衛教應屬於自我管理的教育，自我管理衛教計畫需反映出病人自我判斷日常生活所需，由病人同意並執行此計畫（Goldstein, 2002）。但是如何認同和執行各項治療計畫，取決於病患對該件事困難度和價值觀的判斷力（Goldstein, 2002）。Bandura（1997）的社會認知理論可用來解釋人們學習改變自我行為的脈絡，其中相信自己有能力執行某特定任務並達成期望的目標，也就是自我效能。當自我效能強化後，會激勵個體嘗試新行為，甚至擴展至其他行為去運用心理社會技巧、整合心理諮商與醫藥專業，將有利於糖尿病衛教的改革與創新。

第一節　充能與自我效能諮商技巧

促進糖尿病自我管理，除了對病人衛教提供資訊之外，更須協助其賦能或充能（empowerment）及監測自我照顧的成果（Pasavic, 1980）。然而，充能是一種強化能力的過程或結果（Gibson, 1991）；自我效能就是充能的重要概念，能夠激發人們執行特定的行為，得到想要的結果（Bandura, 1977）。因為Bandura（1977）將「自我效能」定義為「一種相信個人能去規劃及處理預期情境的信念」，所以，當一個人判斷自己愈有能力去執行某項行為時，就愈會去執行該項行為，也就是高自我效能的作用。許多研究發現，自我效能具有預測行為的能力，自我效能概念用在個人因應慢性疾病的認知作用時，可促進病患發展自我管理技能進而達成自我照顧目標，亦將更接近「對病人賦權充能」（patient empowerment）之觀念與作用 （Via & Salyer, 1999; Walker, 1998）。

糖尿病衛生教育中運用自我效能提升策略的作法，可參考Egan（1994）歸納出的五個自我效能實用準則，供作發展自我效能策略之用：

1. 自我效能之性質並非全有或全無定律，可以在病人自我效能高時給予鼓勵，而當病人自我效能低的時候，則須幫助病人尋找其他方法來提升自我效能。

2. 「實地執行」是提升自我效能最好的方法。

3. 成功是需要技巧的，但有時候會發生技窮之情況，所以技能需要不停被累積。

4. 應提供個人表現不佳之回饋或意見，但不是針對個人的缺陷作回饋，重點在提供修正的機會。

5. 人們藉著效法其他人而學習，因此，談論成功個案的故事，及參加自我效能提升團體等方法，可具體發展與增進自我效能。

Rubin（2000）更指出健康照護者協助病人發展自我效能的策略，與許多特殊技巧息息相關，包括幫助病人找出他們切身之議題、確立潛藏於問題中之態度及信念、建立自我保護之目標，以及發展達成目標的技巧。這些策略包括：案例介紹、提出問題、從病人之議題（agenda）開始、擬定個人化之治療計畫、定義問題、一步一步達成目標、定期訪問追蹤執行情形、持續與病人保持聯絡、多做一些、將問題排序、腦力激盪、評估過去成功及失敗之努力、再次評估自信、最後處理自我效能有關的行為改變。Rubin與其研究小組於 2005 年更進一步實施十三個國家的跨國際研究顯示，大多數糖尿病病人遵從度差，尤其在飲食及運動方面。40%病人主訴心理安適狀態低，醫療照護者也表示因為病人的心理問題影響了他們的自我照顧能力，只有少數病人（10%）接受心理諮商治療，所以，提供心理社會專業服務對糖尿病照護而言很重要，未來相關研究可加入病人心理障礙相關護理措施，如加強健康照護者認知病人的心理問題或轉介至相關心理諮商單位，並加以評值成效（Peyrot et al., 2005）。

本文嘗試運用上述 Rubin（2000）的自我效能提升策略，發展成九個技巧，實地對糖尿病病人進行衛生教育的策略，過程中依個案問題為中心，一方面鼓

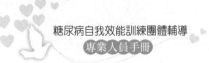

勵病人自我要求、訂定自我照顧目標，一方面藉重同儕或病友之經驗分享，在激勵的氣氛與諮商的架構下，應用增強自我效能的信心及授權充能的技巧，使病人漸漸建立自己能有效自我照顧的信念與能力。

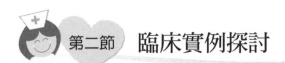

第二節 臨床實例探討

本文作者以健康照護的衛教與諮商師（簡稱健康諮商師）身分，實際在臨床上運用九個自我效能諮商技巧於糖尿病病人衛生教育中的作法，以實際案例一一陳述如下：

▶ 一、案例介紹

以介紹糖尿病案例開始，目的在引發病人對疾病造成生活影響的共鳴，並使其從中得到不同疾病圖象之認識，讓病人得以「看看別人，想想自己」，進而引發個人問題的思考與討論。以下對話是健康諮商師以案例介紹作為開場白之後，病人開始做個人狀況之對照比較。

> 健康諮商師：現在我要先告訴大家一個「梅妹的故事」，梅妹是一位將近五十歲的女性。由於她感覺到不舒服已有好幾個星期了，因此她去看了醫生。在看診時，醫生為她做了一些血液檢驗。醫生告訴梅妹，她患有第二型糖尿病，且建議梅妹改變生活型態，例如飲食方面減量（特別在甜點方面）和多做一些運動。如果她能依照這樣的方式做改變，就可以控制她的血糖值。
>
> 病　　　人：啊！跟我一樣，醫生也是有叫我飲食要注意，蛋糕、雞皮、油炸食物、甜食儘量不要吃，不過，跟梅妹不一樣的地方就是醫生還有開藥給我吃，醫生說我的血糖控制得不好，所以要吃藥來控制。

▶ 二、提出問題

促發病人思考後，引導者接著提出其切身問題，例如「在應付糖尿病過程中，你目前所面臨最棘手的問題是什麼？」或「你最近多久測試血糖一次？」等問題，可節省健康照護者及病人寶貴的時間，要求病人從界定自己的疾病管理問題著手；這是優先從病人的「立足點」（sticking points）開始，一旦病人的問題定義得愈詳盡，則愈容易被解決（Rubin, 2000）。

> **健康諮商師：**在應付糖尿病的過程中，你目前覺得面臨最麻煩、困擾的問題是什麼？
>
> **病　　人：**就是吃醫生開給我飯後的藥之後，我的眼睛就愈來愈看不清楚。我本來都有按時吃耶，怎麼會眼睛看東西愈來愈模糊。所以我後來就有時候有吃，有時候沒吃。
>
> **健康諮商師：**喔！除了吃藥對眼睛的影響讓你有困擾外，剛才你提到醫師說你血糖控制不好，那你最近有沒有自己測血糖？
>
> **病　　人：**我自己不會測啦！眼睛都看不清楚了還測什麼，我都是去醫院看病的時候她們幫我測的啦！那個太複雜了，我怎麼可能會。

▶ 三、切身議題開始及問題排序

從病人切身議題開始討論，有助於增加病人達到目標之可能性，尤其當病人發現他們的需求成為健康諮商師的首要掛慮時，病人便容易敞開心胸接受建議。所以先請病人將自己的問題排序，並對改善問題的自信心加以評估，例如「如果你現在決定改變服藥習慣，你有多大的信心能夠成功？如果 0 代表『完全沒信心』，10 代表『非常有信心』，你會選擇什麼數字？」（Bandura, 1997）。病人在參與過程將花大部分時間思考及描述，而健康諮商師的角色則是提出問題以幫助他們釐清疑難雜症。

得到病人對改變之信心指數後，試著給予一些簡單的建議，例如「所以，10 分之中，對於改變服藥的信心，你給自己 4 分。那麼要不要試試從現在開始

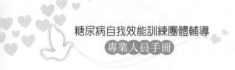
每餐之後按時吃藥？」接著，再繼續提出其反映出來的其他問題。例如試著問病人為什麼給自己此分數而不是較低的分數？「你對於自己改變的能力覺得普通，那為什麼你給自己 4 分而不是 1 分呢？是什麼讓你對自己有 4 分的信心？」若其回答：「我之所以給自己 4 分而非 1 分，是因為我知道如果我能遠離叫我不吃藥的朋友，我就可能按時吃藥。」這時候，健康諮商師可再適時進一步給予如下之回應：「所以你的意思是，只要你能夠不讓朋友影響你，你就有信心可以成功？」如此繼續追蹤此問題，是在將病人關鍵問題的焦點放大，讓病人抓對問題（Rollnick, Mason, & Bulter, 2003）。

> 健康諮商師：嗯，我想你現在吃的藥可能不適合你，你需要回去門診將這些
> 　　　　　　狀況告訴你的醫生，讓醫生幫你調整更適合你的糖尿病藥物，
> 　　　　　　這樣才會對你的血糖控制更有幫助。
> 病　　　人：要這樣做喔！
> 健康諮商師：是呀，不能像你現在這樣隨意吃藥，要回門診去看醫生。那如
> 　　　　　　果要你定時回門診去看醫生，你覺得自己有多少信心可以做
> 　　　　　　到？如果以 0 表示完全沒有信心，10 表示非常有信心，你會給
> 　　　　　　自己幾分？
> 病　　　人：6 分吧！
> 健康諮商師：6 分，不錯喔，你對自己滿有信心的。是什麼原因沒有讓你給
> 　　　　　　自己更低分而可以維持 6 分的信心呢？
> 病　　　人：因為再不去看醫生，我的眼睛可能會愈來愈模糊，這樣我會容
> 　　　　　　易跌倒，也可能會沒辦法出門了！
> 健康諮商師：對於你另一個問題，如果是針對你自己平時在家測血糖的話，
> 　　　　　　你做到的信心有多少？
> 病　　　人：咦！去醫院護士就會幫我們抽血檢查了呀，為什麼需要自己測？
> 　　　　　　而且我根本就不會呀！如果要在家測，信心只有 3 分而已。
> 健康諮商師：不錯耶，你才打算在家測血糖，就有 3 分信心。似乎只要你學
> 　　　　　　會如何在家測，信心分數又會再提高，是嗎？

◎ 四、腦力激盪：做決定

　　大多數的行為改變協商中，病人希望在做決定方面擁有較大之自主權。如果臨床判斷你的病人真的希望由你告訴他（她）怎麼做，則你必須給予適當之回應。例如病人說「關於……我不知道該怎麼做。」則健康諮商師可回答：「我們一起想想，不知道你以前有沒有想過怎麼做啊……」這個簡單的策略通常被稱為腦力激盪。以下幾個範例可被應用在引導病人做更多的腦力激盪，例如「通常不只一個，而是有很多或許可行之方案」，以及「讓我們一起來看看一些選擇」。試著不要浪費太多時間在評估選擇方面。如果病人說：「好！但這行不通，因為……」健康諮商師可以說：「沒關係，我們不要花太多時間在同一個想法上，讓我們繼續想其他方法。你還可以怎麼做呢？」在激盪出各種方法後，再藉由以下問題，讓病人選擇最適合自己的方法：「哪一個最適合你？」或是「哪一項你覺得最合理？」其實，健康諮商師之任務，是在引導中使雙方更了解病人對於可以怎麼做之真正感覺（Rollnick et al., 2003）。

病　　　　人：我根本就不會測，那我要問誰呀？
健康諮商師：你以前有沒有想過要問誰呢？你可以請教醫院的衛教師或護理師，或是問問跟你一樣都是糖尿病的朋友或鄰居，他們有的人有在使用血糖機測血糖。
健康諮商師：你覺得適合去問誰呢？
病　　　　人：我看問朋友或鄰居是行不通的，因為他們大部分都跟我一樣，都是去醫院才有測血糖啦！我看去醫院問比較專業也比較行得通，回來還可以教他們。

◎ 五、設定目標：逐步執行

　　Caravalho 和 Saylor（2000）指出，病人對自己達成某種技巧之能力或達成自我設定目標之信心，可左右其是否有動力去執行對健康有正面意義的行為。

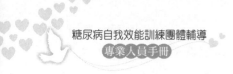

但是沒有人能夠一次解決所有的難題，一次只解決一個問題，達成一個目標，如此病人的信心指數較容易提升。健康諮商師可利用一步步目標設定方法，幫病患將大問題化小，糖尿病患者所面臨的問題才能一步一步被解決。

選擇目標的策略中，我們需將廣義範圍縮小至一個更精確具體的可行目標，例如從某個目的（goal）中，經由一些策略（strategy），分段逐步達成階段性目標（target）。可能的話，先幫助病人設定小的、可達成的階段目標，是促成成功經驗和信心的第一步。

病　　　人：嗯，話說回來，測血糖好像很複雜的樣子，我擔心自己都學不
　　　　　　會。
健康諮商師：嗯，你不用太擔心，我們現在就以如何學會「自我監測血糖」
　　　　　　為目的，一起來討論更具體的作法，好讓你可以試著去做做
　　　　　　看。

目的	策略	階段目標
自我監測血糖	1. 請教醫院門診衛教師	1. 一週內返診請教有關血糖機問題 2. 一週內購買血糖機 3. 了解血糖機所顯示的數值意義
	2. 學習測血糖	1. 衛教師示教 2. 了解操作流程及步驟
	3. 練習	1. 回家後一天三次（飯前、飯後及睡前）自行練習 2. 回診時攜帶血糖機，並在衛教師陪同下自行操作給衛教師看
	4. 記錄	1. 向衛教師拿血糖記錄單或糖尿病護照 2. 將記錄單或護照與血糖機放在同一盒子裡，以便下次回診時記得攜帶

健康諮商師：那現在你覺得對自己能夠自行測血糖的信心有多少？0是完全
　　　　　　沒有，10是非常有信心。
病　　　人：五成信心啦！

六、考慮過去的努力：成功與失敗

根據 Bandura（1977）的說法，任務完成（performance accomplishments）又稱練習（practicing）及早期經驗（earlier experience），是協助發展個人自我效能的四個方式之一，也是最有效的一個。任務完成指的是在達成目標的過程中經歷過練習及成功，一旦成功地達成任務會強化自我效能，更產生執行相關任務之能力。所以協助病人回顧過去改變的嘗試經驗，從而得知個人拿手的項目及困難之所在並加以改善，是一個學習的好方法。健康諮商師詢問病患至今為止最成功的嘗試是什麼，和其他不同之處在哪裡？這些不同之處中，有哪些可採用並放入新計畫中？著重解決方法的專家們強調鼓勵人們談論他們的「優勢」的重要性，並將談話內容導引至「談論解決方法」，而不是強調「困難度」（Iveson & Ratner, 1990）。

相反地，如果病人談的都是以往錯誤失敗的經驗，那麼健康諮商師要以病人過去錯誤之角度重新構思問題，例如「你過去從未非常成功過，是嗎？也許我們有必要更深入去了解你以前哪裡做錯，或許就能看看你這次能不能做得更好。」如果病人因此而認知到他（她）的確有過短暫的改變，例如「那簡直糟透了，幾乎要了我的命！」此時，也可以透過健康諮商師的問話幫助其重新構思：「回頭看看，現在你一定很訝異自己竟然能夠應付如此艱難的情況！」

不論如何，有關過去經驗的談話，從成功經驗中建立方法再試一次，或從失敗經驗中看見自己的韌性，都是建立信心的好方法。

病　　人：以前都沒試過，沒經驗，而且測血糖好像會痛，本來一個月去醫院抽血只要痛一次，現在還要一天練習測三次喔！這樣不就要痛三次。

健康諮商師：看來你很有心理準備，一天確實要測三次。只是現在測血糖的針頭是相當細的，況且，你抽血已經抽好幾年了，一直都還能持續著，你一定可以忍點小痛做到的。而且你今天是為了關心你的子女來上課，還叫我幫你照相要寄給在美國的女兒看，假

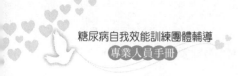

> 如你學會自己測血糖，你的子女一定會很高興、更放心。
>
> 病　　人：想到他們，就比較可以忍住痛了。

▶ 七、信心再評估

自我效能之程度會隨著對建立信心的某種目標及策略不同而改變。舉例來說，在病人對改變他自己在家監測血糖有信心之後，這時再次評估信心指數將會對於提升病人的信心指數非常有用。然後再利用先前描述過的數字做比對，就可看見病人立即的信心進步，頗有激勵作用。相對地，也可以有另一個問法，例如可以問病人：「你給自己打4分，的確對自己有點信心。你要如何做再給自己增加信心，讓分數達到5或6分呢？」或是「什麼情況會使你更有信心？」健康諮商師必須對這些問題加以有技巧地練習，以有效促進病人的信心提升。

> 健康諮商師：經過剛才的討論之後，現在再請你依照剛才評估信心的方式，
> 　　　　　　0表示完全沒信心，10表示非常有信心，現在再次評估你自己
> 　　　　　　可以測血糖的信心，你會給自己幾分？為什麼？
>
> 病　　人：喔！現在想到女兒們那麼關心，就變成6分了，非學會不可。

▶ 八、家庭作業

請病人就上述所完成的設定目標，回家試著採取行動，並以具體的血糖記錄單記錄在家每天測三次的血糖值，同時觀察自己所訂定期望維持的理想血糖值，下次見面時再彼此分享討論。

▶ 九、回診間隔期間保持與病人之聯絡

Rubin（2000）指出，與個案保持聯絡之有效方法包括：打電話、明信片、電子郵件，及參與舉辦的支持團體。這項策略對許多健康諮商師來說也許有許多困難，但研究及臨床經驗顯示，健康諮商師即使是短暫、偶爾的拜訪，也能

有效地影響在慢性病中掙扎的病患。所以，需要排除萬難，在面談間隔期間與病人保持聯絡給予鼓勵，對維持病人自我效能也是非常重要的過程。

> 在面談後到第三個月之間，病人平均每兩星期接到一次電話訪談，著重關心飲食、運動及每日自我血糖監測部分；病人因有人關心並協助監測，更加努力嘗試在家自己監測血糖和定期運動，最後在第三個月高興地分享其血糖控制情形，糖化血色素（HbA1c）從 8.2%下降至 7.0%，並且體重亦減輕四公斤的經驗。

結論

自我效能概念提供了健康行為促進策略的科學根據，在病人衛教中，藉由自我效能的諮商技巧，協助病患提升其對自己能有效執行自我照護能力的信念與信心程度，將有效地影響其健康行為。所以，發展以自我效能理論為依據的糖尿病自我管理教育措施是很重要的，將可改善傳統只有提供訊息或技能改變的糖尿病衛生教育（Johnson, 1996）。上述案例中的病人，先前雖接受過數次糖尿病衛教，仍無法改變其飲食、運動習慣及血糖監測活動；經由門診護士轉介給健康諮商師進行自我效能諮商計畫，透過運用自我效能諮商技巧提升策略進行衛教，該病人提出切身問題在於血糖控制不佳，亦列出自己監測血糖的主要問題；接著透過腦力激盪與選定可行方式作為改善目標，並考慮過去經驗找出可能成功的作法來增加執行信心，鼓勵病患回家嘗試，並維持約定執行。最後病人主動改變行為動機，達到自我照顧目標，也降低醫師及護士對其不遵從醫囑的無力感。

欲達到病人自我照顧功效，需先有計畫地訓練糖尿病照護專家具備諮商技巧（Peyrot et al., 2005）。這可藉由培訓心理諮商人員且對糖尿病領域有興趣

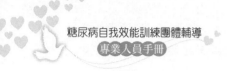

者；或由糖尿病照護專家，例如專科護理師、糖尿病合格衛教師、護士等對諮商技巧訓練有興趣者來擔任。增進病人自我效能策略，前提是必須建立一連串有用的對話引導技巧，以鼓勵病人擁有自己健康的主導地位。這些諮商技巧可借重心理諮商人員的專長，提供自我效能一系列結構式諮商訓練課程來培養。此外，於病人衛教時實施自我效能諮商技巧，最好可以提供病人《糖尿病自我效能及管理團體學員手冊》，配合手冊內疾病照護的衛教內容、案例簡介、圖表、目標設定單張等，效果更好。這正是本套書有三冊設計的理念。可見要運用上述之自我效能諮商策略與步驟，需要奠基於糖尿病或其他慢性病相關護理措施來推動，以求達到最佳疾病自我管理效果。

結合心理健康諮商專業與糖尿病健康照護體系為一重要趨勢（Peyrot et al., 2005），整合醫護人員與心理諮商人員的跨領域專業合作方式，是個重要的起點，這也是本文作者提倡此兩種專業人員合作的重要使命。這兩種專業人員在臨床實務工作合作的過程中，互相學習對方的專業知能，也藉由事後討論加強健康諮商、促進糖尿病自我管理的技巧。建議在未來以完整的健康諮商能力培訓課程及實務演練的督導討論機制，來提升此多元專業領域人員的健康諮商能力。然而進行過程中遇到的一大限制，在於臨床衛教時間往往不足或易間斷；但是長遠來看，執行此計畫對節省醫療成本長期目標的助益而言，是值得去推動的。

參考文獻

Bandura, A. (1977). Self-efficacy: Toward a unifying theory of behavior change. *Psychological Review, 84*(2), 191-215.

Bandura, A. (1997). *Self-efficacy: The exercise of control*. NY: W. H. Freeman and Company.

Brown, S. A. (1990). Studies of educational interventions and outcomes in diabetes adults: A meta-analysis revisited. *Patient Education and Counseling, 16*(3),

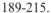
189-215.

Caravalho, J. Y., & Saylor, C. R. (2000). An evaluation of a nurse case-managed program for children with diabetes. *Pediatric Nursing, 26*(3), 296-328.

Egan, G. (1994). *The skilled helper: A problem management approach to helping.* Wadsworth, CA: Brooks/Cole.

Gibson, C. H. (1991). A concept analysis of empowerment. *Journal of Advance Nursing, 16*, 354-361.

Goldstein, M. (2002). Promoting self-management primary care settings: Limitations and opportunities. In R. Williams, W. Herman, A. L. Kinmonth, & N. J. Wareham (Eds.), *The evidence base for diabetes care* (pp.11-30). London, U.K.: John Wiley & Sons, Ltd.

Ismail, K., Winkley, K., & Rabe-Hesketh, S. (2004). Systematic review and meta-analysis of randomised controlled trial of psychological interventions to improve glycaemic control in patients with type 2 diabetes. *Lancet, 363*(15), 1589-1597.

Iveson, G., & Ratner, H. (1990). *Problem to solution.* London: Brief Therapy Press.

Johnson, J. A. (1996). Self-efficacy theory as a framework for community pharmacy based diabetes education programs. *The Diabetes Educator, 22*(3), 237-241.

Lorig, K. (2001). *Patient education: A practical approach.* Greater Kailash I, ND: Sage Publications, Inc.

McDowell, J., Courtney, M., Edwards, H., & Shortridge-Baggett, L. M. (2005). Validation of the Australian/English version of the diabetes management self-efficacy scale. *International Journal of Nursing Practice, 11*(4), 177-184.

Pasavic, E. (1980). Evaluations of patient education programs: A meta-analysis. *Evaluation and the Health Profession, 3*(1), 47-62.

Peyrot, M., Rubin, R. R., Lauritzen, T., Snoek, F. J., Matthews, D. R., & Skovlund, S. E. (2005). Psychosocial problems and barriers to improved diabetes management: Results of the cross-national diabetes attitudes, wishes and needs (DAWN) study. *Diabetes Medicine, 22*(10), 1379-1385.

Rollnick, S., Mason, P., & Bulter, C. (2003). *Health beahvior change: A guide for practitioners*. New York: Churchill Livingstone.

Rubin, R. R. (2000). Psychotherapy and counselling in diabetes mellitus. In F. J. Snoek, & T. C. Skinner (Eds.). *Psychology in diabetes care* (pp.235-263.). London, England: John Wiley& Sons Ltd.

Sigurardóttir, A. R., & Árún, K. (2005). Self-care in diabetes: Model of factors affecting self-care. *Journal of Clinical Nursing, 14*(3), 301-314.

Tasi, S. T., Wong, C. H., Lin, R. S., & Chang, S. H. (2002). A report of diabetes quality care. *Annual report of Taiwanese association of diabetes educator*. Taipei: Taiwanese Association of Diabetes Educator.

Tseng, C. H. (2003). Prevalence and risk factor of peripheral arterial obstructive disease in Taiwanese type 2 diabetes patients. *Angiology, 54*(3), 331-338.

Via, P. S., & Salyer, J. (1999). Psychosocial self-efficacy and personal characteristics of verterans attending a diabetes education program. *The Diabetes Educator, 25* (5), 727-737.

Walker, R. (1998). Diabetes: Reflecting on empowerment. *Nursing Standard, 12*(23), 49-56.

＊本文原刊登於 2006 年，護理雜誌，**54**（1），70-77。

已獲台灣護理學會同意轉載。

支持團體在促進糖尿病健康自我管理之運用

李玉嬋

第一節　病友支持團體是促進健康自我管理的有效方式

　　將團體工作方式運用於病友輔導頗為常見，只是較少有研究去評估團體處遇對病友的具體效用（陳秀美、張宏哲，2004）。因此自 2003 年起，作者嘗試去評估自己以醫療諮商心理師身分帶領的多種慢性病友團體之輔導效果，結果驗證了慢性病團體工作方式的有效性：(1)最先是協助門診固定洗腎的末期腎疾病友，透過八次的認知行為團體治療，改善了自我照顧自我效能、憂鬱和心理健康上的生活品質（李玉嬋，2003）；(2)相同方式下，也協助重症肌無力病友，改善了自我照顧自我效能、焦慮憂鬱情緒和壓力感受（李玉嬋、蔡秀鸞、鄭宏志，2004）；(3)又以五次失落取向團體悲傷輔導方式，協助住院復健的脊髓損傷病友改善了心理困擾、希望感和信心指數（Li, Lin, & Cheng, 2005）；(4)另外也以四或六次不等的糖尿病自我效能增進團體，在台北市北投區協助糖尿病友改善了自我照顧自我效能和憂鬱情緒（李玉嬋、張嘉容，2006），也增加在士林和松山共三區健康服務中心，協助糖尿病高危險群民眾改善了腰圍、糖化血色素、膽固醇值、心理或社會關係方面的生活品質（李玉嬋、吳淑芳，

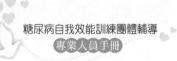

2007）。

　　病友團體工作是依多數病人的共同需求而組成的團體服務形式，頗可以幫助病人（特別是慢性病病人）面對疾病帶來的身心衝擊；如同醫務社工員邱秋員（2004）以其帶領癌症病友團體的豐富經驗，指稱如此透過形成一個病友互助體系，可善用團體互動過程，協助病友自助互助，達成病友團體的各種目標，可能包括：獲得疾病照護的相關醫療資訊、彼此分享交流與支持、宣洩與調適自我情緒、討論與家人溝通合作面對疾病的方式，甚至一起面對惡化、復發與死亡威脅的探討、連結社會支持系統助力、學習紓壓放鬆方法等。可見病友組成小團體輔導工作方式，頗能有效協助醫療場域的慢性病友，因應疾病並促進其健康自我管理。

　　本文乃整理病友團體的組成與實務運作經驗，供作病友團體工作者參考。

第二節　一般病友團體產生功效的十二項可能因素

　　如果說病友團體處遇會產生引發成員改變的治療效果，那麼到底是團體過程發生什麼機轉幫助成員改變的？

　　團體心理治療之父 Yalom（1985/2001）認為團體中產生對成員有幫助的「治療因素」（therapeutic factors）作用之改變機轉，就是在團體中有助於成員產生生理、心理、行為或症狀上的改善，可能涉及團體進行中的目標、過程、取向及參與的人等各層面的因素：(1)可能涉及「人」的因素：例如同病相憐的病友團體成員組合對成員形成治療效果；(2)可能涉及「過程」因素：例如團體病友深入分享疾病控制不良之代價而促使成員改變；(3)可能涉及「理論架構」因素：例如以 Bandura 自我效能理論介入而增強病友自我管理信心與效能（改自王文秀，1990）。Yalom（1985/2001）以其豐富的病友團體領導經驗，綜合出病友團體輔導可能出現的十二項治療因素（改自李玉嬋，1992）：

一、利他性

指病友在團體中互助互惠的助人利他精神，使病友不再將焦點放在自己身上，願去關懷支持他人、願與他人分享自身經驗，感覺自己是被需要且對別人是重要的，而能提升自尊及重生感受；進而淡化原本為疾病的困擾，亦可增進對自身問題的洞察與體認。

二、團體凝聚力

指病友團體中的和諧度及吸引力，讓成員感覺團體或其他病友對其有吸引力，而願投入、接納、支持整個團體，願在團體中表達真實的看法和感受。因此凝聚力高的團體，有助於病友提高自尊、更願冒險，使團體呈更穩定的發展，減少成員的流失；甚至能將此團體經驗類推到其他日常團體生活中，造成正向的遷移。

三、普同感／普遍性

團體病友間的同質性，使得在「同病相憐」、「同是天涯淪落人」或「我們都是這樣熬過來的」的心態下，發現自己的問題別人也有，而有歸屬感，減少自己問題的困擾程度；也願以持平態度正視自己問題，重拾價值感，進而願互相依附、接納、傾洩，不再自怨是天下唯一不幸的人。

四、人際學習

指團體中「別人」具有鏡子般的回饋功能，讓成員了解自己的行動、想法給人的印象；因而在正負向情緒的自我表露中更加自我認識。也認知到人際互動適應不良常是造成個人困擾的來源，在團體中協助成員有機會面對以往不敢處理的情緒，並可獲得矯正情緒經驗再現的體驗。

五、人際學習：社交技巧的發展

在良好的團體氣氛引導下，缺乏良好社交技巧的病友，可逐步了解自己與

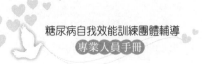

人交往的技巧與方式，而學習嘗試與人建立良好關係的技巧；透過在團體內演練或角色扮演及成員回饋而修正，來熟悉這些能運用到實際生活的社交技巧。

▶ 六、資訊傳遞

又稱作教導（guidance）因素，指在團體內成員或帶領者的直接教導、建議、忠告或引導下，互相提供健康照護訊息，使病友接收訊息、意見、建議，有助於病友了解和掌握問題，激發出更多的解決之道。

▶ 七、情緒宣洩

指病友在團體中表露個人的正負向情緒，尤其是自在地向團體傾吐內心想法與感受時，能激發其自身面對並解決問題的能力；因為在宣洩過程中，同時整理了困擾的所在，或能接受指引而從困擾中跳脫出來。

▶ 八、認同仿效

經由觀察、模仿、學習團體內其他病友的行為、態度、思考模式或觀點，甚至認同某病友而學會新的作法使自己更好。所以模範病友的示範影響力道大。

▶ 九、早期家庭生活經驗得到矯正性的重現

每位病友在團體內呈現的思想、情感、行為，均受其家庭成長經驗的影響，而團體可視為一個家庭的縮影，重現個人在原家庭經驗中的表現和感受；透過其他成員的回饋而覺知這些現象，並連結過去經驗與現在表現，獲得頓悟而能調整矯正之。

▶ 十、自我了解

指病友自團體互動回饋中，了解到自己的習慣好惡情形或理由，甚至了解那與幼年發展經驗有關，而發現並接受以往不清楚或無法接受的部分自我，因更了解自我而更能掌握自己，作自我健康管理的主人。

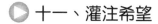
十一、灌注希望

指病友互相協助對方挖掘到「希望」，尤其當成員在團體內看到其他成員有所進步或改善時，是具有感染性的正向鼓勵作用，可激發希望感與改變動機。

十二、存在的因素

透過團體過程領悟到生病的意義，和生命原本就存在著不公平、不合理、孤獨的現實與有限性，但仍無損於生命無窮的本質；也體認到人不必去逃避生老病死或苦痛，有必要用積極的生命觀去生活、去自我負責，作為個人的存在價值。

第三節 糖尿病友支持團體應具有的五大功效

Yalom 提出上述十二項促成團體功效的治療因素，未必都能出現在糖尿病友團體工作中，因為深度心理治療性團體適用少數人，成本也較高。依據 Skovlund（2007）的說法，臨床上約有 5-15% 糖尿病病人有心理疾病，需要轉介個別或團體心理治療；但是 40% 糖尿病病人有疾病相關的心理社會困擾，影響到生活品質與疾病管理，需要轉介個別或團體輔導與諮商。因此坊間常見的為這一類病友所舉辦的健康自我管理團體，常稱之為「支持團體」。

那麼糖尿病友支持性小團體輔導，至少需要具備哪幾項基本團體功效？以下先檢視 Kurtz（1997）回顧文獻歸納出支持性團體常見的五大幫助性因素（引自陳秀美、張宏哲，2004），再參考糖尿病友支持團體應具有的五大功效，供作實際運作之依據：

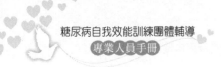

一、支持性團體常見的五大幫助性因素

（Kurtz, 1997；引自陳秀美、張宏哲，2004）

(一)給予支持

支持是支持性團體主要的目標，也是支持性團體成功與否的要素，因為成員普遍認為這是支持性團體的幫助性因素。所謂「支持」包含言語的慰問、專注的關心、個人的自我揭露與同理。

(二)傳遞資訊

支持性團體透過傳遞資訊，使參與者更能運用專業性的協助與服務。

(三)傳遞歸屬感

病友可在一般支持性系統（如：家庭、親友、自願性團體……）無法了解他們的情境下，因參與支持性團體而可與同樣處境的人們聯絡，了解彼此所忍受的困難。

(四)經驗性知識的交流

人們在生活中親身經歷一些問題的體會而得到的經驗性知識，是個人對其困難加以重新定義，且學習一些建設性的觀點與因應技巧；當這些經驗性知識在支持團體中交流，可以協助成員經驗到因應技巧的改善、情緒的釋放及幫助他人能力的增加。例如糖尿病友會取名為「甜蜜家族」、紅斑性狼瘡病友會取名為「思樂醫」，為團體創造一個新名詞或反應，去除污名化，以保持鬥志再接再屬去面對疾病。

(五)因應技巧的教導

團體成員通常會經驗到相同的情境或相似的困難或危機。支持性團體中成員會分享他們如何克服困難，如何學習去處理問題，如何增加與他人互動時的

溝通技巧,和有哪些可運用的資源等,在分享中教導學習因應技巧。

二、糖尿病友支持團體運作的五大特定項目

為發揮上述的五大功效,衛生署訂定糖尿病友支持性團體運作時,基本上要推動五大功能項目(改自台北市衛生局,2007):

(一)情緒支持

透過分享糖尿病歷程與感受,甚至糖尿病病人個人的人生觀,而獲得情緒宣洩與同病相憐之心理支持,發揮深度的情緒支持功效。

(二)集體認同

營造病友集體認同該團體的共同目標,為糖尿病病人營造其實踐健康養生合乎疾病要求的生活型態,而互相鼓勵健康自我管理,維持自我負責的終身學習態度,長期有恆心地與糖尿病共存。

(三)健康照護知能的學習

除了認知到正確的糖尿病自我照護知能之外,更要訂立明確可行的目標,透過自我期許與成員的友誼支持,陪伴鼓勵彼此,採取立即行動去落實學習自我照護知能,使知行能合一。

(四)健康行為重塑

重新塑造糖尿病友該有的健康行為,以維持其健康狀態,並從中找出適合個別糖尿病成員、具體監控疾病健康行為的危機機制,以協助病友永續維持自己的健康行為。

(五)相關權益的爭取

聯合團體力量一起參與糖尿病照護的相關政策修訂,並爭取糖尿病友相關的福利,自助助人。

第四節 組成糖尿病友支持團體的步驟

▶ 一、認識團體輔導的定義與特徵以建立正確的團體方向

「團體」一詞的涵義甚多，一般學者從團體動力的角度來看，並不完全同意以個體的集合作為區別團體或非團體的標準；一般認為小團體乃是有共識、有互動的一群人（6-15 位），出於自己意願或追求某共同目標而組成的；成員透過彼此間心理互動交互作用來改變成員（周美伶、楊文貴，1990；李玉嬋，1992）。因此團體輔導或團體諮商、團體治療，都是為了去除個人的心理阻礙或行為異常，以及促成自我實現而使用有計畫、有組織的團體方法，以協助成員成長和改變的歷程（劉焜輝，1989）。本文指稱的病友團體，就是一種小團體輔導工作方式。

然而團體輔導的形成與發展，至今已有五、六十年歷史，國內外教育界、企業界、醫學界或輔導機構，每年均針對不同對象開設不同性質的團體；其目的在透過團體內成員的互動及帶領者的催化，而使成員更加了解自己、接納自己、學會表達自己、了解他人，進一步減輕或解除自己的困擾，以達成成長之目的（改自王文秀，1990）。這是依據 Lewin 的場地論，主張行為是個體與環境互動下的結果，所以個體可以在小團體與他人互動中產生行為改變，因而建議與其個別處理問題，毋寧採用小團體的方式更能改變個人的態度和行為（劉焜輝，1989）。

故病友團體輔導的組成特色，需為多人數組合的團體互動，只是互動的類型、焦點、形式等會因不同的團體而有所差異。所以組成一個病友同儕支持團體，應符合下列原則來運作，較能提升其作用（Kirk & Walter, 1981；改自李玉嬋，1992）：

1. 病友團體成員應有共同興趣或目標：方能分享類似的遭遇和問題，並從

彼此身上學習。例如成員都是糖尿病友且都有血糖控制不良的問題。

2. 病友團體目的應清楚加以說明：主要是提供健康自我管理工作忠告並協助其執行，而非治療個人的問題。

3. 病友團體進行的話題維持兩種方向：一是以疾病問題為話題中心，討論彼此特定問題（例如：監控血糖、固定運動、控制飲食和壓力調適等）的因應策略；一是以成員主體經驗為話題選擇標準（例如：生病歷程的辛酸史、因病與家人產生的衝突、生病後被迫退休的生活安排等），促進成員彼此認同來提高團體對病友適應的潛在影響。

4. 病友團體大小約 5-12 人最理想：最能促進自發討論，以創造高凝聚力，使成員能充分參與而獲益。

二、選定病友團體適合的工作類型

實際進行病友團體尚需考量團體的目的、類型、次數、時間、人數、場地、成員條件、帶領者人選和團體理論依據等，一一討論如下：

(一)先設定團體目的以決定團體類型

病友團體的組成至少有下列五種類型，各種均具有人際社會支持作用，此共同基本特性，讓許多人以支持團體作為病友團體的統稱；雖然有時一個團體同時含兩種以上的團體類型與功能，仍需先選定一種團體類型：

1. 最常見組成「病友支持團體」：目的在支持病友因應充滿疾病壓力生活事件的能力，靠的是分享訊息、經驗和因應對策來促成。

2. 其次常見是組成「衛生教育訓練團體」：透過疾病照顧和健康管理資訊的報告、討論與經驗體會等方式，進行自我結構化學習方式，促進個人在團體中學習。

3. 然而團體可能發展成為「自我成長團體」：以發展成員的潛能、覺察力和洞察能力為主要目的，例如探索與發現生病意義以促進病友個人成長之團體。

4. 組成身心復健之「治療團體」：經由處遇、矯治、復健而協助個人改變

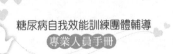

行為和解決問題，例如治療因病產生焦慮、憂鬱，甚至自殺意念等不適應行為之治療團體。

5. 組成「社會化團體」：透過結構式活動設計、演練與角色扮演，以改善社交技巧與人際關係，例如協助病人與家屬溝通的團體、協助精神病人如何與他人社交互動之團體等（改自 Toseland & Rivas, 1981/2000）。

(二)規劃團體內容與次數結構

促進健康管理與疾病適應的團體，較少任意由成員自由進行活動，往往以結構性活動設計，包含疾病衛教資訊與分享、支持、討論等方式進行，而限定足以達成團體目的之聚會次數，進行四次、六次、八次或十二次不等，甚至也有永久性不限次數聚會之病友會團體組成。

(三)決定團體成員人數

二十人以下小團體較利於成員深度交流與互動，促進確定個人健康行為重塑；但有時礙於經費，會組成 20-35 人的中型團體，例如病友會組織，其成員仍互相熟識。唯現行常見的病友衛教講座，動輒超過三十五人以上，成員間難以互相認識，較難發揮支持效用，非本文所謂病友支持團體的方式。

(四)決定成員固定或開放隨時可加入新成員

組成固定成員之封閉性小團體，較利於長期互動支持彼此之健康管理行為；但有時礙於病人進進出出醫院的不固定性，也有開放新成員自由參與，新舊成員同時聚會團體中，熟悉度不同，對帶領者的帶領技巧考驗不小。通常資淺的團體帶領者，以固定成員的封閉式團體帶起，較易上手；若不講究團體互動，自助式病友會就常隨時開放新成員加入。

(五)決定招募同質或異質性的成員

病友組成團體往往選同病況者，以其相同關切議題為目的，較容易同舟共濟，也較容易有共同需求作為團體方向；但也可以納入不同疾病別之病友，甚

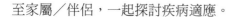
至家屬／伴侶，一起探討疾病適應。

(六)了解成員是否自願參與團體

愈主動自願的成員其收穫程度勢必較大，一般團體多是成員自願加入；但有時也會強迫沒有病識感的非自願病友加入團體，例如強行組成糖尿病控制不良族群之團體時，如何增強其投入意願進而改變，則考驗帶領者功力。

(七)考慮病友團體帶領者人選的跨專業性

病友支持團體帶領者的背景可區分為三種：(1) 44%是由病人或家屬們自己負責掌理計畫的自助團體（self-help group）；(2) 33%是由專業帶領者管理與計畫的專業帶領式團體，可能整合醫療和心理多元專業合作帶領；(3) 20%是由專業帶領者與病人或家屬共同領導的團體（陳秀美、張宏哲，2004）。似乎病友團體適合由多元專業人員與病友一起參與規劃。因為由具有團體心理治療專業知能的心理師擔任帶領者，可駕輕就熟設計帶動病友團體進行走向，唯需心理師增加疾病與健康醫療相關知識，方可打入病友圈中；而由醫護人員或病友擔任帶領者，則需訓練其支持團體帶領技巧。史丹佛大學歷史悠久的病人教育中心，就一直訓練專業或非專業的團體輔導人員（lay-person）來帶領病友組成身體力行健康自我管理的病友團體，功效顯著（Lorig, 2002）。不論哪一種，最好由相同人選擔任每一次的團體帶領者，才能全程掌握每位成員病況及可協助其改變之動力。

(八)最好有明確的改變理論作為團體介入依據

健康管理與疾病適應團體常用解決取向的輔導諮商理論，常見協助病友健康管理的行為實踐有認知行為治療理論、自我效能增進理論、焦點解決諮商理論等。本書即採行自我效能增進理論，作為糖尿病團體的理論架構。

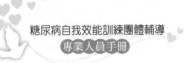

三、設計具體的病友團體方案

(一)病友團體方案設計應有的項目

病友團體輔導方案設計乃是運用團體動力學及團體輔導諮商等專業知識，有系統地將一連串活動加以設計、組織、規劃，以便帶領者帶領病友成員在團體內活動，達成病友團體輔導的功能與目標。以下舉一個病友健康管理自我效能團體方案為例，藉以說明方案設計應包含的項目，詳細方案則參見第六章。

1. 方案名稱：糖尿病自我效能訓練團體輔導實作方案。
2. 活動地點：北投區健康服務中心。
3. 參加對象：第二型糖尿病友且處於症狀控制不良情形者（包括：糖化血色素＞7或飯前血糖＞126或身體質量指數 BMI ＞27 等指標）。
4. 參加人數：15-20 人。
5. 活動時間：週四上午 9:00-11:00，連續六週六次，每次一百二十分鐘。
6. 設計動機與理論依據：依據 Bandura（1977）的社會認知論中自我效能的概念，當一個人判斷自己愈有能力去執行某項行為時，就愈會去執行該項行為；所以提升病友自我效能為團體目的，將可預測其行為執行力也會增加，期能提升其執行疾病自我照顧的信心。故本團體方案借重 Bandura 所發展的四項訊息力量，作為自我效能提升策略來設計活動：(1)借重實際成功經驗的**成就實現**；(2)看見或聽見他人成功經驗的**替代經驗**；(3)閱讀糖尿病友自我照顧手冊或衛教單的**口頭說服**；(4)對自己健康管理狀況進行信心評分的**自我評價**（改自吳淑芳、李玉嬋、張嘉容、Mary Courtney、張月玲，2006）。
7. 團體目標：(1)增進成員對疾病自我照顧的正確認識；(2)增進成員對疾病自我管理的信心與能力；(3)增進成員執行疾病監控與健康行為的程度；(4)促進成員宣洩疾病壓力並透過人際互動支持彼此長期對抗疾病。
8. 活動單元：共六個單元主題分別為：(1)為自己的健康負起責任，認識糖尿病；(2)健康風險自我管理的策略規劃；(3)營養美味飲食不用愁；(4)健

康動起來的運動休閒與足部護理；(5)減壓管理 DIY；(6)善用人際資源與病和平共存。

9. 活動進行方式與時間配置：每一單元的活動進行都是相同的八步驟：(1)暖化團體氣氛，建立信任默契；(2)回顧並討論上週主題之疑問；(3)分享病友故事經驗，引發健康管理目標實行情形之作業討論；(4)了解並排序病友各自於疾病自我照顧的困難處；(5)設定每個病友當週可行的個別健康自我管理目標（例如血糖控制或藥物使用等）；(6)協助每個病友都訂定出當週疾病自我管理的順序及方法；(7)評估個人執行的信心；(8)互相激勵身體力行個人目標，結束團體。

10. 團體帶領者：醫療諮商心理師與護理師合作聯合帶領。

11. 活動相關人力、物力、財力資源：執行健康檢查的資源安排、場地預借與座位安排、茶水、糖尿病衛教手冊、廠商贊助的全程參加獎品等。

12. 方案評鑑：團體前後進行健康體檢、自我照顧自我效能量表、生活品質量表等施測，以便作為參加團體前後之效果比較。

(二)依據團體發展三階段來考量團體方案的設計步驟（改自徐西森，1997）

1. 團體進行前的準備階段：(1)確定對象；(2)目標訂定；(3)進行方式與活動設計；(4)配合團體進行所需的硬體設施考量；(5)是否與其他帶領者搭配的考量；(6)試帶活動作修正；(7)準備每個活動進行的大綱與所需材料。

2. 團體進行中的實際帶領與調整工作：(1)依據每個活動的大綱與所需材料進行活動；(2)設計備用活動以視團體發展作彈性調整；(3)以問卷或其他方法來做回饋與評估。

3. 團體結束階段：(1)以問卷施測或成員在團體中直接提出互相回饋等其他方法來做回饋與評估；(2)完成團體記錄資料的整理與建檔保存；(3)自我檢討或與督導討論帶領技巧與方案成效，以修正方案設計。

(三)選擇病友團體活動與進行方式的標準

帶領者可參考徐西森（1997）的方案設計選擇標準作活動安排與取捨：

1. 進行的活動以能符合病友特性與需求，例如糖尿病友團體以健康自我管理支持性合併衛教訓練為主，而非以心理治療為主的團體。

2. 進行的活動要能符合團體目的，話題及活動均在健康照護，而減少干擾分心的活動。

3. 進行的活動要能達到預期結果，可參考已驗證有效之團體方案，最好有督導可以一起討論，保持品質。

4. 進行的活動要能前後連貫，由深入淺地引導病友循序漸進參與。例如病友的血糖監控行為以一次進行一點點，或先由運動和控制飲食做起，再逐步加入其他更大的目標去進行自我健康管理。

5. 帶領者要能熟練地進行活動，最好能試帶並修正後再展開正式活動；若能先以協同帶領者的角色練習帶團體最好，至少要先參與過病友團體輔導，增加對團體的熟悉度。

6. 考量病友特質（年齡、成熟、個人限制）在活動參與上的適切度，例如中老年糖尿病病人不適合用學習單作紙筆活動，或激烈的活動，若提供飲食也要合乎病況。

7. 注意活動內容與指導語要能讓成員清楚了解，避免太多術語，甚至考慮使用病友熟悉的語言（例如：台語）進行團體。

8. 活動場地的適切程度，需考量場地大小、安靜隱私性，與空調及座位之舒適性，須符合病友安靜舒適的小房間。

9. 力邀病友能全體且全程參與活動，有時設計全程參加獎以作激勵。

10. 活動設計能維護與尊重成員的自由度與個別差異，例如有機會讓每位病友分享個人狀況與困境，提出待協助之處。

11. 活動時間需適切：病友聚會一次不宜太長，60-90 分鐘為宜，中場須有休息、上廁所、喝水時間。

12. 活動內容與場地需具安全性，方便進出上下，避免中老年人跌倒。

13. 非語言活動與語言討論要能相互搭配，尤其多利用非語言和語言鼓勵病友參與及改變的可能性，激勵強化其自我管理健康之信心；但要小心身體接觸活動的適切程度，避免有性騷擾之虞的接觸。

14. 帶領者要能掌握活動中各種狀況，以病友需求為優先考量，保持彈性調整進行的活動，並非只是將既定活動操作完成而已。

第五節　團體帶領者應具備的團體領導技巧

要當有效的帶領者，先從當成員的體驗開始總沒錯。

因為團體帶領者需先熟悉團體動力，能依團體組成的陌生初始期、團體逐漸熟絡的中期，至團體即將結果的後期，循序漸進運用下列團體領導技巧，方可運用團體進行病友健康促進工作。

▶ 一、注意團體動力變化的運用

團體中兩人不互動並不能發揮相互影響力，設法引發彼此互動與影響，才是有效之「團體」；因此應注意營造團體具有讓成員願意互動參與的氣氛之領導技巧（改自黃惠惠，1993；徐西森，1997；Yalom, 1985/2001）：

1. 帶領者要了解所帶領對象的特質與帶領團體的目的，才能帶領團體依據原訂目的進行，同時滿足成員的需求。

2. 帶領者對自己的特質、能力、偏好與風格要有所了解，才能知道自己可以如何鼓勵成員在團體中溝通、互動、交流，使團體具有吸引力和凝聚力，讓成員能感受到團體是一體的，自覺是其中一份子。

3. 帶領者提醒成員擬訂一些團體規範，促成團體組織發展出自有的團體規範、成員角色、共同價值觀、信念習慣等團體文化，以發揮其團體控制影響力。

4. 帶領者要評估自己與所帶團體間的適配性，選擇並設計自己有把握或感受性較深的活動，經試帶與評估修正後再正式帶領，才能把握方案活動保持前後一致與連貫，由淺入深、由易入難、由具體到抽象、由表層互動到深層經驗的分享，以引導病友循序漸進參與團體。

5. 帶領者與協同合作的其他帶領者，要事先溝通與討論，才能配合團體隨時間改變的腳步，彈性帶領成員，從初始的定向建立、轉換探索互動衝突，到團體互信互助工作，最後完成豐收並告別。

▶ 二、在團體組成的陌生初始期，營造團體互信關係並了解團體

1. 製造溫馨氣氛，讓病友能有心理準備地了解團體設計，知道參加團體的情況與目的。
2. 以相互認識的暖身活動，例如自我介紹或增進彼此認識為目的之小遊戲或活動，讓病友互相認識熟悉；甚至用一點輕音樂協助成員準備放鬆心情參與。
3. 澄清病友成員的期待與團體設計之目的及導向符合度，使其知道參與團體將有的收穫；最好可以設計些催化活動，並在帶領者與成員的相互交流討論中，建立團體共識與團體方向。
4. 擬訂團體契約以共同建立團體規範，例如不遲到早退、一次一人發言且輪流發言、保密等。
5. 分享活動從表層問題或威脅性較少的主題開始，交淺不要一下子言深，讓病友安全地逐步在團體中打開話題深度。

▶ 三、設法在團體卡住的轉換期，使成員熟絡並信任彼此的技巧

可邀請成員分享當下此時此刻的觀感，或讓成員分享自我表露的心情感受，或在檢視團體現況或團體人際互動中，活化彼此關係，讓團體再順利運作下去。

▶ 四、配合疾病管理的團體目標展開工作

一旦團體針對原來設計的主題目標進行活動而有所獲時，或許需要針對個別成員或團體特殊事件來調整活動進行方式，讓每位成員均可促成健康自我管

理的個人目標。

五、團體在告別與互相回饋鼓勵中結束

要讓成員有機會回顧與整理團體經驗的活動，有機會自我評估及對團體作評估與檢核，並且彼此給回饋，透過互相期許與增強激勵，促發成員在團體結束後仍願意承諾實踐健康自我管理。

第六節　注意病友團體仍有其限制

雖然病友團體工作比個別與病友會談更有經濟效益，可提供多元觀點與不同資訊來源而豐富疾病與照護知識，也在團體互動中了解自己與他人健康管理作法之異同，產生共同感受，也提供楷模學習機會，和在其試行真實生活所需的健康行為方式（改自黃惠惠，1993），但也不能忽略團體可能的負面影響。

因團體仍屬公開場合，提醒成員要小心勿在眾人面前過度坦露自己而受傷，也要小心團體人多易產生衝突競爭壓力；不要過度順從團體壓力而做出違反心願之事，或是變成過度依賴團體而無法自行獨立生活，那就失去團體輔導的本意。況且有時團體解決問題比個人解決費時，團體利益和個人利益衝突時難以兼顧，善用團體效力而減少其負面效應，是團體帶領者需小心深思之處。

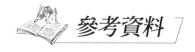

參考資料

王文秀（1990）。團體輔導的治療因素。諮商與輔導，54，32-33。
台北市衛生局（2007）。台北市 96 年度 12 區健康服務中心糖尿病支持團體暨心血管預防保健網成果發表會會議講義（未出版）。
李玉嬋、吳淑芳（2007）。96 年度社區糖尿病高危險群健康自我管理促進計

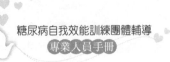
畫。台北市政府衛生局委託專題研究計畫成果報告。

李玉嬋、張嘉容（2006）。**95 年度社區糖尿病高危險群自我健康管理健康促進計畫**。台北市政府衛生局委託專題研究計畫成果報告。

李玉嬋、蔡秀鸞、鄭宏志（2004）。**失能慢性病患心理健康促進策略與三級預防服務模式推行成效之行動研究**。行政院國家科學委員會專題研究計畫成果報告（NSC93-2413-H-227-002）。

李玉嬋（2003）。**慢性病患團體治療模式之建立──以洗腎病患為例**。行政院國家科學委員會專題研究計畫成果報告（NSC92-2413-H-227-002）。

李玉嬋（1992）。**實習教師效能訓練與同儕支持小團體輔導在團體歷程治療因素及效果之比較**。國立台北師範大學教育心理與輔導研究所碩士論文（未出版）。

吳淑芳、李玉嬋、張嘉容、Mary Courtney、張月玲（2006）。自我效能諮商技巧於糖尿病衛生教育之運用。**護理雜誌，54**（1），70-77。

邱秋員（2004）。和信治癌中心醫院抗癌病友支持團體的經驗分享。**台灣社會工作學刊，1**，181-198。

周美伶、楊文貴（1990）。團體諮商。載於吳武典著，**輔導原理**。台北市：心理出版社，217-249。

徐西森（1997）。**團體動力與團體輔導**。台北市：心理出版社。

陳秀美、張宏哲（2004）。支持團體對子宮頸癌婦女處遇成效之研究。**台灣社會工作學刊，1**，109-146。

黃惠惠（1993）。**團體輔導工作概論**。台北市：張老師出版社。

劉焜輝（1989）。團體治療的理論與實施㈠。**諮商與輔導，37**，16-22。

Bandura, A. (1977). *Self-efficacy: The exercise of control*. NY: W. H. Freeman and Company.

Kirk, W., & Walter, G. (1981). Teacher support group service to minimize teacher burnout: Principle for service to organizing. *Education, 102*(2), 147-150.

Kurtz, L. K. (1997). *Self-help and support groups: A handbook for practitioners*. Thousand Oaks: Sage.

Li, Y. C., Lin, P. L., & Cheng, H. (2005). *The effect of group psychotherapy on patients with spinal cord injury*. The 7th Pacific Rim Regional Congress of Group Psychotherapy & 4th Asia Pacific Conference on Psychotherapy, Taiwan.

Lorig, K., & Associates. (2002). *Patient education: A practical approach*. Thousand Oask, CA: Sage Publications, Inc.

Skovlund, S. (2007). *Why psychosocial aspects of diabetes treatment guidelines?* Taipei: Taiwainese Association on Diabetes Educators Annual Meeting.

Toseland, R. W., & Rivas, R. F. (1981/2000)。**團體工作實務**（許臨高、莫黎黎譯）。台北市：雙葉書廊。

Yalom, I. D. (1985/2001)。**團體心理治療的理論與實務**（方紫薇等譯）。台北市：桂冠出版社。

＊本文刊登於 2008 年 2 月，諮商與輔導月刊，**266**，51-58。

CHAPTER

⑤ 糖尿病支持團體
輔導實作經驗分享

李玉嬋、吳淑芳、張月玲

　　推動自我效能諮商技巧訓練於糖尿病衛生教育之運用時，最大困難在於培訓一個同時具有因應諮商技巧及糖尿病照護專業知識的人員。因為國內心理諮商專業人員投入醫學臨床界者實為少數，更何況投身於糖尿病教育領域中更是少見。有鑑於整合心理諮商與醫藥衛生專業有利於提升糖尿病衛教成效，本書作者的組合即是心理師與護理師攜手合作，在互相交流學習中整合了跨專業的工作模式，訓練糖尿病照護專家（例如專科護理師、糖尿病合格衛教師、護士等），具自我效能因應技巧等諮商訓練，透過此強而有力的新方案，無論對個案、醫療體系或專業人員之成長都將具有極大的效益和貢獻。

　　根據我們的經驗發現，糖尿病照護專家在執行自我效能諮商技巧訓練於糖尿病衛生教育計畫前，需接受相關課程訓練，最好有專業相關手冊提供一套帶領的指引，以強化糖尿病照護專家帶團的信心和成效。以作者吳淑芳為例，身為醫護人員，在執行計畫前先接受了國內、外完整之訓練課程，例如在澳洲社區健康中心實習十週之「團體諮商課程應用於慢性病病友」之課程及參加國內近三十小時的「慢性病友支持團體帶領者專業訓練工作坊」，方能使本計畫進行順利。

　　而作者李玉嬋、張月玲心理師，則借重與護理師的合作，吸收正確的醫療照護資訊，方能順利推廣整合身心照護之介入計畫。基於此，致力完成本書第六章之團體輔導實作手冊，另配合完整的病人手冊、配套的專業人員版手冊，

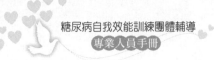

可以使專業人員帶團有所依據，容易執行和達到最大成效。但仍建議專業人員應接受相關訓練課程方可掌握其精神。而實際帶領工作的效能，唯有不斷練習及實際帶領團體，累積相關經驗才能駕輕就熟，讓效果凸顯。另外，對慢性病人而言，建議應用於團體衛教會比個別衛教效果來得好，較能發揮觀摩學習與支持激勵的效果。

以下我們依經驗分享團體帶領過程及團體中要做與不要做的事，以利於有心使用之新手能更順利地使用本書提供之方案。

 第一節　團體帶領過程的實務經驗分享

本節分別由「團體成立」、「團體進行」與「團體結束」等三階段之實務帶領經驗，分別說明之。

▶ 一、團體成立

此部分主要有五項考量，分別是「物理環境的安排」、「開放式或封閉式的團體」、「聚會時間的長度與頻率」、「團體成員的規模」與「團體成員的招募」，以下一一分述之。

(一)物理環境的安排

場地的安排儘量以寬敞、明亮、通風、有空調設備、電梯與無障礙空間及不受干擾為佳，由於考量可能有部分成員行動較為不便，如：坐輪椅、拄拐杖或使用助行器、有關節炎者等，因此，電梯與無障礙空間的設備是需要一併納入考量的。此外，上課場地要大小適中，且桌椅容易搬動，以便調整位置。**成員座位的規劃上以圍成為圓圈為主，最好中間也不用桌子隔開**，如此可縮短成員彼此的空間距離，於分享時也較能清楚看到彼此的神情、動作，利於專注聆聽與分享討論。

(二)開放式或封閉式的團體

　　自我效能增進措施方案主要是希望成員能於課程中獲得完整的糖尿病衛生教育知識，並於每週訂定疾病自我管理目標與執行方法，且評估其執行信心與成員間彼此的鼓勵，進而增進其疾病自我照顧的信心與能力；因此，若不斷有新進成員加入，除了成員較難獲得完整且正確的糖尿病衛教資訊外，團體的凝聚力與信任感的建立也會受到影響。因而，建議團體的進行以**封閉式團體**為佳，由固定一群人參與每週的課程，除了可逐漸增進成員間的熟悉與信任感的建立外，亦能讓成員做較深層的疾病歷程分享。

(三)聚會時間的長度與頻率

　　聚會活動進行的次數、頻率可依照糖尿病健康自我管理需要的主題加以規劃，建議至少能「每週安排一次主題課程」，且「活動週次至少達四至六次」，以讓每位參與的成員有較充裕的時間能彼此交流討論疾病自我管理的問題；再者，帶領者於團體進行的暖身與引導亦能較細膩地鋪陳；其次，可讓參與者有較完整的糖尿病衛生教育知識資訊。

　　通常聚會時間 1.5-2 小時，是病人可以專注參與的時間長度；若能每週固定聚會，連續六至八週以上，較能建立長期行為習慣。若以兩小時的「衛生教育專題系列講座合併支持團體討論」方式進行（參見第六章第二節），建議在活動時間安排上，規劃第一個小時先進行糖尿病衛生教育專題講座，第二個小時則進行分組小團體交流分享的討論；二者中間需預留 5-10 分鐘讓民眾休息一下，再繼續進行團體的交流討論。

　　若單純以「自我管理效能增進支持團體」的方式進行（參見第六章第三節），則建議活動時間能介於 90-120 分鐘，其中衛教內容勿超過 30-40 分鐘，最好分段進行，且整體活動時間避免超過 120 分鐘，否則參與者容易感到疲累，將使得團體進行的效率變差。

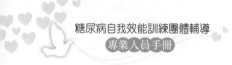
(四)團體成員的規模

若是成員的規模超過三十人以上,建議採以「衛生教育專題系列講座合併支持團體討論」方式進行,因為先進行一小時的**衛生教育專題講座可採大團體的方式**;而在接下來的團體交流討論則需分成小團體分組方式進行「自我管理效能增進支持團體」,如此讓每個人都有機會發言參與,**小團體人數部分則建議維持在十二人左右,避免超過十五人**。若以十五人計,每次90-120分鐘的團體而言,每人平均可以發問、交流討論、設定疾病自我管理目標、方法並評估信心等的時間平均僅有6-8分鐘,如此較難以讓每位參與者能深入地分享討論其疾病因應的經驗與過程。

(五)團體成員的招募

建議可於**團體開始進行前一個月即著手進行**,配合健康服務中心等主辦單位舉辦相關慢性病活動時即開始宣傳及招募成員,並將宣傳單(包含:活動主題、日期、時間、地點等)發給民眾,以便民眾能提早規劃其時間;或可由每位工作人員負責邀請數位成員參與,不但能有效率地進行人力分配,亦能節省時間成本。國、台語團體最好分開,避免語言隔閡造成困擾或時間耗費,故團體分班須依語言、地域性、意願或年紀分班。此外,為避免成員忘記活動日期與時間,於活動前一週再次提醒是非常重要的。

▶ 二、團體進行

此部分主要有七項考量,分別是「團體進行方式與規範」、「提高參與動機與出席率」、「準時開始」、「關注成員個別差異的需求」、「帶領者和團體氣氛營造」、「團體手冊運用」與「督導」,以下一一分述之。

(一)團體進行方式與規範

為使成員能清楚團體的目標及進行方式,第一次聚會時的說明與討論是非常重要的,不但可藉此了解參與者對團體的期待,亦可澄清其對團體的疑問;

此外，團體規範的討論與訂定可幫助團體順利地進行，如準時、保密、請假、手機關機或改為震動、休息時間的安排……，以避免成員姍姍來遲，或團體進行時因想上廁所來來去去的走動，或因手機此起彼落的響起，而干擾到團體的進行。

(二)提高參與動機與出席率

若成員以長者居多，為避免其忘記團體的日期與時間，建議能於活動進行前一至二天提醒之。此外，可配合課程主題提供小獎品或全勤獎，除可增加成員的參與動機外，亦可增加其出席率，而獎品可請相關主題的廠商提供贊助，然建議於活動籌畫時即開始聯繫廠商，以便他們能有充裕的時間準備。

(三)準時開始

雖然在團體規範中已提醒成員要準時出席，但建議請成員能每次提早 5-10 分鐘到活動地點，以便成員能於團體開始前完成簽到，可避免成員因遲到而影響團體的進行。此外，若團體開始時間已到仍有部分成員未到，建議團體仍是儘量準時開始，對晚到的成員則於團體中關心其遲到的原因，並討論其後續團體時間是否可準時出席；除了表達對成員的關心與重視外，亦可進一步了解每位成員的概況。

(四)關注成員個別差異的需求

本書列舉的活動方案為「結構式團體」，每週安排特定的主題如：飲食、運動或壓力等，在團體暖化氣氛下引發討論，藉以了解個別的健康管理難題，協助每個人設定健康自我管理的目標，例如：「我要每天喝水 1,500 cc」；然後再協助成員訂定健康自我管理的方法，例如：「我用 1,500 cc 的寶特瓶裝水，就知道我一天有沒有喝完，我的自信有百分之百啦！」如此加上評估個人執行健康自我管理的信心等步驟，成員以當週的主題為主軸彼此交流討論，並訂出符合個別成員需求的健康管理目標與改變計畫，使團體成員能更聚焦，對特定健康管理主題有具體的改善或維持計畫。然而，有可能當週的主題對部分成員

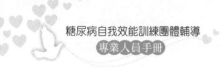

而言已做到很好，就邀請他繼續維持，並藉其經驗作為他人典範；但若其困擾是其他週的主題，則需對其彈性調整討論目標之設定，如此方能做到小團體需考量個人需求的差異，依成員關切的主題進行具體的健康自我管理規劃的原則。

(五)帶領者和團體氣氛營造

帶領者帶領討論時，必須掌控好每個人發表意見的時間，除了健康管理目標設定力求人人訂出目標之外，並不需要每個人、每一題都回答，否則時間會不夠。此外，注意成員慣用語言，必要時國、台語要分為不同團體，以免討論費時、效率不佳。再者，依據帶領團體成員的回饋可發現，成員普遍認為具有「親和力」的帶領者，使其於團體中的學習感到輕鬆愉快，且不會覺得很有壓力，所以**善用親和力，營造溫暖環境**，讓成員信任以利於成員願意分享自己是重要的，且帶領者要儘量認得所有成員並叫得出成員名字，以讓成員感到被重視；若觸及個人隱私問題需有技巧地保護成員避免情緒受傷害。由於成員是糖尿病患者，因此，需隨時注意每位成員的身體狀態，例如：準備小點心以防有成員發生低血糖。另外，可讓成員選出小組組長，除可當帶領者之小助手外，亦可促進團體成員產生互動與社會支持。

(六)團體手冊運用

本書下一章提供三種進行方案供參考，糖尿病衛生教育可配套於自我管理效能增進支持團體課程中一併進行，或可分開進行，亦可省略團體衛教而單獨進行自我管理效能增進支持團體課程，均有其效用。在課程中，儘量提供衛教內容講義，可使成員回家方便執行自我照顧之重點提示，而若活動時間不夠用，手冊單元的題目可以每個活動減少一至二題。另外，每週不同單元進行的步驟和形式儘量一致化，成員比較容易進入狀況，配合進行步調抓住重點。

(七)督導

由於團體的進行是充滿變動的過程，建議帶領者可定期與同事或邀請相關慢性病團體輔導專家討論團體進行過程中的疑問，除了可促進與加強團體帶領

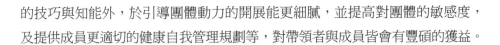

的技巧與知能外,於引導團體動力的開展能更細膩,並提高對團體的敏感度,及提供成員更適切的健康自我管理規劃等,對帶領者與成員皆會有豐碩的獲益。

▶ 三、團體結束

此部分主要有兩項考量,分別是「預告與結束團體」與「舉辦回娘家活動」,以下一一分述之。

(一)預告與結束團體

團體預定進行的週次是固定的,建議於團體結束前幾週即開始預告團體何時結束,以讓成員提早做心理準備面對團體的結束。而於團體最後一週可安排成員分享其於團體中的想法、感受、收穫與對團體的建議等,以讓成員有機會表達他對團體結束的感受;一方面形成結束後日常健康自我管理行為應持續的允諾;另一方面帶領者亦可針對成員的回饋以修編更適切的糖尿病管理團體活動方案。

(二)回娘家活動

團體結束後一至六個月,建議帶領者可再次邀請成員回來參與一次回娘家課程,以了解成員於團體結束後,其健康自我管理的現狀是否有持續進行,或是否遇到新的難題,成員間除了可互相支持鼓勵與交流討論外,亦可溫故知新糖尿病衛生教育資訊,更重要的是,鼓勵成員持續健康管理行為。

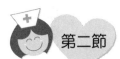 **第二節** 帶團體「要做」與「不要做」的事

本節統整團體帶領過程之經驗與需要注意的事項,將其分為「要做」與「不要做」的事,以便幫助團體帶領者更了解如何促進團體順利進行的方式。

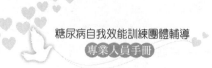
▶ 一、帶團體「要做」的事

1. 要以尊重的態度鼓勵病人做改變：雖說疾病管理需要鼓勵病人執行許多配合事項，但是尊重病人的改變速度，容許一步步做出改變。

2. 要說生活用語：不要講術語，用病友熟悉的語言帶領團體討論，例如台語，常常能拉近彼此距離。

3. 要真心表達關心：態度比技巧更重要，真心誠意比大道理更容易打動人心。

4. 要關注每一位病友：讓人人都得到相同的重視與關心，人人都有說話機會。

5. 要隨時激勵人心：在進步時給予大大的喝采，在退步時給予安慰鼓勵，說「沒關係，再試一次」。

6. 要鼓舞模範病友的示範：一旦同病相憐的團體中有人可以做到勇於控制疾病，活出自己想要的生活，就能發揮身體力行的帶頭示範，深具影響力。

7. 要隨時注意做健康管理：舉辦團體時使用的茶點飲食，或團體進行的暖身活動，都需符合病友的健康管理需求，展現立即動手做的教育之用。

8. 要讓每個人都有機會輪流說話、願意去許願做改變：人人有目標，互相知道各自要努力的方向，就可以一起攜手改變。

9. 要記住每個人許願的內容：才能保持時時關心的可能性。

10. 要以身作則帶頭做健康管理：人人都需要做自己健康管理的主人，帶領者也不例外，連自己也要承諾許願改變的目標，努力和病友一起在每週的生活中實踐健康管理。

▶ 二、帶團體「不要做」的事

1. 不要說有道理沒效果的話：訓話、告誡、糾正的大道理往往沒有太多效果，說了沒效的話，要趕緊用幽默或尊重展現另一種激勵的言語。

2. 不要忘記自己承諾說過的話：給了作業單就要討論，要每人輪流說話就

要給每個人都有說話的機會，不然就枉費認真準備的人的用心，也會讓指令失效。

3. 不要長篇大論：盡量簡化語言，甚至要求每人說話的時間要分配限制，讓每個病友都能參與說話；對於長篇大論說不停的成員要適時制止，讓大家輪流說。

4. 不要讓成員邊吃東西邊團體討論：吃喝玩樂常常會喧賓奪主，讓人分心，變成主角，或干擾團體主題。

5. 不要拖延時間：準時開始，準時結束，才不會耽擱每個人的時間。

6. 不要勉強成員：被強迫的感受不如邀請的溫情更能啟動封閉膽怯的心，給予足夠時間等待，但不是放棄。

7. 不要給負面標籤：去除「不想改變」、「表現最差」、「進步最少」、「病情最嚴重」、「最可憐」等評語，負面標籤對人的否定，往往干擾進步動力。

8. 不要碎碎念：被嘮嘮叨叨要吃藥、要量血糖、不可以偷吃……都是慢性病友厭煩不想聽的話，令人感到沒尊嚴又不受尊重，更易使其自暴自棄。

9. 不要緊張：帶領者在團體中自在地做自己，成員也會自在。

10. 不要完美主義：相信自己也相信成員的潛力，會有機會讓成員發揮自發性，成員才是團體的主人。

CHAPTER 6

糖尿病自我效能訓練團體輔導實作手冊之專業人員指引

吳淑芳、李玉嬋、張月玲

　　本章為提供實際進行糖尿病自我效能訓練之實作手冊，共三種方案（表6-1）可供選擇，每一種團體輔導手冊的方案內容，皆包含專業人員手冊供團體帶領者參考用，於本章分三節介紹之；另有設計好的《糖尿病自我效能及管理團體學員手冊》和《糖尿病自我管理效能增進支持團體學員手冊》，供搭配活動給學員使用。因此本章先提供上述兩冊中三種實作手冊之專業人員指引，供實作活動之參考，分列成下列三節：第一節「糖尿病自我效能及管理團體方案」（四週課程），搭配《糖尿病自我效能及管理團體學員手冊》使用；第二節是「糖尿病衛生教育專題系列講座合併支持團體討論」（四週大團體初階課程），搭配《糖尿病自我管理效能增進支持團體學員手冊》第一部分使用；第三節的「糖尿病自我管理效能增進支持團體方案」（六週小團體進階課程），則搭配《糖尿病自我管理效能增進支持團體學員手冊》第二部分使用。

　　此三種團體輔導方案，均透過台北市衛生局委託的實證研究，在各區健康服務中心試行並證實其確實可有效改善糖尿病或高危險群之健康自我管理效果（李玉嬋，2008；李玉嬋、吳淑芳，2007；李玉嬋、張嘉容，2006）。乃依此經驗加以修改為更可行的實作版本，希望分享並推展此堪具有實作可行性與有效性的工作方式。

表 6-1 糖尿病自我效能團體輔導方案

週次	方案名稱	時間分配	衛教講師／團體帶領者
四週	糖尿病自我效能及管理團體方案 ◎專業人員手冊（詳見本章第一節） ◎學員手冊（詳見《糖尿病自我效能及管理團體學員手冊》）	進行方式可分為兩種： 1. 每週90分鐘，單純進行團體 2. 每週 120 分鐘，先進行30分鐘衛生教育後，再進行90分鐘團體討論	1. 若成員已經接受過醫療院所定時之門診衛教單元多次，則可採第一種90分鐘單純進行團體。 2. 若成員無法確定有無接受過完整之衛教，則可採用第二種方式：剛開始30分鐘之衛生教育可由不同專業之護理師、營養師、心理師等講課，但團體帶領者需同一人。
四週	糖尿病衛生教育專題系列講座合併支持團體討論 ◎專業人員手冊（詳見本章第二節） ◎學員手冊（詳見《糖尿病自我管理效能增進支持團體學員手冊》第一部分初階課程）	兩小時： 1. 第一個小時：衛生教育講座 2. 第二個小時：支持團體分組討論	第一個小時的衛教可由不同專業之護理師、營養師、心理師等講課；第二個小時分組小團體帶領者則固定由同一人帶領。
六週	糖尿病自我管理效能增進支持團體方案 ◎專業人員手冊（詳見本章第三節） ◎學員手冊（詳見《糖尿病自我管理效能增進支持團體學員手冊》第二部分進階課程）	90分鐘，皆進行團體討論	固定由同一人或同一組人帶領，可以是心理師、護理師或跨專業兩人聯合帶領。

而三種方案的進行方式，皆依據自我效能理論設計提升策略，將成就實現、替代經驗、口頭說服、自我評價與合併訊息來源等元素運用於方案中；實際進行步驟，則融合焦點解決短期心理諮商技巧於其中，採支持團體形式，透過八步驟活動來促成學員自我健康管理。八步驟包含：

1. 暖化團體氣氛。
2. 回顧並討論上週主題之疑問。
3. 分享替代經驗引發討論（病友故事分享）。
4. 了解並排序成員於健康自我管理的困難處。
5. 設定健康自我管理的目標。
6. 協助成員訂定健康自我管理的順序及方法。
7. 評估個人執行健康自我管理的信心。
8. 結束團體並為下週討論準備等。

為方便專業人員參閱援引使用，以下分三節介紹三種糖尿病自我效能管理團體輔導方案的內容和進行步驟之細節，以供實作活動進行用。

 第一節 糖尿病自我效能及管理團體方案之專業人員指引

●四週版
●設計者：吳淑芳
●請搭配《糖尿病自我效能及管理團體學員手冊》使用

●糖尿病衛生教育暨自我效能及管理團體課程表

	課程主題	日期	時間	主持者
第一週	1.糖尿病簡介課程及自我血糖監測（休息）		30 分鐘	糖尿病衛教師
	2.自我效能及管理團體討論及目標設定	☐☐	80 分鐘	
	3.觀看學員手冊或衛教影片		10 分鐘	
第二週	1.糖尿病飲食、運動及口服糖尿病藥物治療（休息）		30 分鐘	糖尿病衛教師
	2.自我效能及管理團體討論及目標設定	☐☐	80 分鐘	
	3.觀看學員手冊或衛教影片		10 分鐘	
第三週	1.預防糖尿病併發症及足部護理（休息）		30 分鐘	糖尿病衛教師
	2.自我效能及管理團體討論及目標設定	☐☐	80 分鐘	
	3.觀看學員手冊或衛教影片		10 分鐘	
第四週	1.壓力管理、建立糖尿病新生活（休息）		30 分鐘	糖尿病衛教師
	2.自我效能及管理團體討論及目標設定	☐☐	80 分鐘	
	3.觀看學員手冊或衛教影片		10 分鐘	

備註：
1.每組成員最多十五名。
2.每位成員至少需參加三堂課（全部四堂課）。
3.每週上課前打電話提醒及追蹤。

單元 **1** 糖尿病簡介課程及自我血糖監測

【目標】

1. 完成衛教：成員能了解糖尿病的成因及血糖自我監測。
2. 成員能彼此認識。
3. 成員能了解團體的內容及團體規範。
4. 能營造團體凝聚力。
5. 經由案例介紹，成員能提出自身的困擾並排序。
6. 能經由大家一起動動腦，解決每個成員的困擾。
7. 成員能設定自己的目標。
8. 成員能評估當下對自己自我血糖監測的信心有多少。
9. 結束團體並為下週討論準備。

【材料】

電腦、投影機、課程教材（《糖尿病自我效能及管理團體學員手冊》）、簽到單、茶水、名牌

【活動內容】

活動項目	時間
活動 0-1：衛教課程：糖尿病簡介課程及自我血糖監測	30 分鐘
活動 0-2：互相認識及分享期待 　　　a. 成員自我介紹 　　　b. 分享疾病歷程及對團體期待	15 分鐘
活動 0-3：建立團體規範	5 分鐘
活動 1：案例介紹：梅妹的故事	5 分鐘
活動 2：提出問題	15 分鐘
活動 3：動動腦及切身議題排序	10 分鐘
活動 4：設定目標	15 分鐘
活動 5：信心再評估	10 分鐘
活動 6：看看別人的故事&結束團體 　　　a. 說明補充的部分 　　　b. 結束團體並交代下次上課時間	5 分鐘
活動 7：觀看學員手冊或衛教影片	10 分鐘

活動0-1	衛教課程：糖尿病簡介課程及	
	自我血糖監測	⊘ *30分鐘*

◆**活動目的**：使民眾了解糖尿病的成因及一般治療方法。

◆**進行方式**：

- **教材**：投影片單元「什麼是糖尿病」及教學設計（見第104頁附件：配合「自我效能及管理團體」之「衛教課程教學設計表」範例）。

- **方式**：進行投影片教學，並在結束後請大家提出問題。

活動0-2	互相認識及分享期待	⊘ *15分鐘*

◆**活動目的**：營造團體凝聚力。

◆**進行方式**：

1. **帶領者致歡迎辭**：

   例：「歡迎大家願意參加我們這個每週一次、連續四週的團體課程。我們希望藉由這樣的小團體讓每個人分享自己的故事和經驗，大家一起討論，互相加油打氣，透過增加信心進而提高自我照顧的能力。相信剛剛上的課程中，有一些是你以前就已經知道的資訊，但是有時候知道不代表做得到。這個團體有一個很重要的目的，就是大家把自己做不到的地方提出來，我們再一起討論有什麼可以解決的方法，希望透過每個人不同的經驗分享，增加自己解決問題的信心，執行最正確有效的自我照顧。接下來我要請大家介紹自己，說說你的背景例如年齡、職業等等，以及對這幾週上課你期待可以獲得什麼資訊。你本身的經驗可以讓其他人作為參考，而說出你對這個團體的期待也可以讓其他成員知道大家的目標是否一致。」

2. **開始自我介紹及分享活動**：大家輪流開始，每個人有一分鐘的時間。

   例：「現在就開始輪流自我介紹。由於我們有十二個人，很多人要分

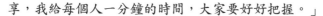

享，我給每個人一分鐘的時間，大家要好好把握。」

＊注意事項：務必留意並提醒成員注意時間（之後的每個活動也一樣）。

3. **帶領者自我介紹**：帶領者示範自我介紹，此時要特別留心介紹方式，因為你怎麼介紹自己，對成員隨後的自我介紹，會起示範作用。

＊注意事項：示範對於每一種活動都很重要。帶領者介紹一種活動時，每次都要先示範，然後才請成員照著做。帶領者介紹完之後，邀請成員開始每組互相介紹。

4. **介紹過程回饋**：帶領者對於互相介紹的過程適時給予成員正向回饋，並嘗試串連彙整成員提到的共同點。也可適時說明團體的目的。

例：「我們團體的目的就是訓練大家增加執行自我照顧的信心，了解問題出在哪裡並且去解決它。在進行時，每次都會有像剛剛這樣的分享討論方式，就是大家都會有講話的機會，而不是一個人主講，所以重要討論的主角是大家。

我的角色是一個促進者，而不是老師，我會在每一次適時地把一些重要的觀念和方法提供給大家，希望大家在了解後，能選擇適合自己的方法並且實際應用在生活中。所以我非常需要聽聽大家對這四次活動的期待，你希望獲得什麼，我才能訂做合宜的內容，給你們最大的幫助。」

5. **總結**：帶領者可針對成員之分享給予鼓勵，並提醒每次都參加以及保密之原則。

例：「每個人的狀況都不一樣，也都有一些準備和豐富的經驗，彼此可以互相學習，給彼此回饋、加油打氣，也希望大家能每次都來，因為這樣才會知道前一次的狀況，在這裡就可以得到最切身的幫助和支持。更因為這樣的討論方式和內容有時會講到大家比較私人的事情，所以請大家在這裡聽到私人的事不要在外面提起，一起為彼此保密。」

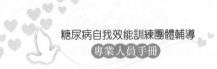

| 活動0-3 | 建立團體規範 | ⊘ 5分鐘 |

◆**活動目的**：建立團體規範。

◆**進行方式**：

1. 帶領者致詞：

   例：「為了讓團體的進行能提供大家最大的收穫與學習，因此需要有一些團體的規範，使團體的進行能更有效率。在說明的過程中，若大家有疑問或不了解的，請儘量提出來一起討論，建立一個大家都能接受的團體約定。」

2. 團體約定：

   (1)時間控制及準時。

   (2)願意參與投入團體，並輪流分享發言。

   (3)互相回饋鼓勵不批評。

   (4)全程參與（若有事未能參加，需事前通知）。

   (5)保密。

   (6)其他事項。

| 活動1 | 案例介紹：梅妹的故事 | ⊘ 5分鐘 |

◆**活動目的**：分享替代經驗以引發討論。

◆**進行方式**：

- 帶領者引言：現在我要跟大家分享一個病友的故事，大家可以看看別人，想想自己。

> 「梅妹的故事」
>
> 梅妹是一位將近五十歲的女性。由於她感覺到不舒服已有好幾個星期了，因此她去看了醫生。在看診時，醫生為她做了一些血液檢驗。在今天，

醫生告訴梅妹她患有第二型糖尿病。

醫生建議梅妹改變她的生活型態，例如飲食減量（特別在甜點方面）和多做一些運動。如果她能依照這樣的方式做改變，就可以控制她的血糖值。

當梅妹在診療室時，護士示範如何用血糖機檢測她的血糖。醫師也建議梅妹規律地檢測她的血糖值（早餐前、午餐前、晚餐前、就寢前），並且把數據記錄在血糖記錄本上。

在離開診療室後，梅妹非常沮喪，她覺得非常疲累與忐忑。她回想起她的叔叔也有糖尿病，而且截肢失去了他的右腳，到最後在他去世前他雙眼失明了。在過去的幾年，梅妹的體重增加了許多，由於她未曾想要減重，她覺得是自己的錯才會造成糖尿病。

晚餐後，梅妹思考了今天在醫院醫生所說的話，她決定試著照醫生的建議實行。以下你會看到梅妹的血糖檢測記錄表。

※梅妹的血糖檢測記錄表

梅妹	早餐前	上午	午餐前	下午	晚餐前	就寢前	備註
星期三	182		225			214	心情不佳！因為太忙了，而忘了做晚餐前檢測。
星期四			268		239	220	由於一早就開始忙碌，忘了檢測。
星期五	241			257		202	忘了在午餐前檢測，所以在午餐後做檢測。忘了在晚餐前做檢測，但晚餐後有 20 分鐘的散步。
星期六		328			175	184	因為想睡覺，才做早餐後的檢測，之後出去散步。
星期日	232		238		270	149	晚餐後與朋友去散步。下午時吃了許多東西，但在晚餐時就減少食量。

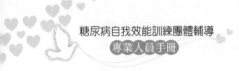

（續）

梅妹	早餐前	上午	午餐前	下午	晚餐前	就寢前	備註
星期一	185		164		148	198	*感覺到自己有改善了，在早上做了家事。在晚餐時吃了甜食，晚餐後去散步。*
星期二	250		203		180	209	*沒有去散步。*
星期三	238		184	227	166	178	*晚餐後去散步。*
平均值	221	328	214	242	196	194	

活動2　　提出問題　　⏱ *15分鐘*

◆ **活動目的**：使成員思考自己在執行今日所上的重點時，會遇到哪些困難。

◆ **進行方式**：

　　1. **提出問題**：大家聽我介紹梅妹的故事，不知道是否有跟她類似或相異的經驗？現在我想請大家分享一下，看了梅妹的血糖檢測記錄表，你覺得有哪些因素影響了梅妹的血糖值呢？你最近多久測量血糖一次？你的血糖值告訴你什麼？

　　2. **總結**：帶領者歸納成員覺得最困擾的事情，並強調大家的共同點及個別性。

活動3　　動動腦及切身議題排序　　⏱ *10分鐘*

◆ **活動目的**：從成員切身議題開始討論，有助於增加個案達到目標之可能性。

◆ **進行方式**：

　　• **提出問題**：在應付糖尿病的過程中，你目前面臨最棘手的問題是什麼？找找看，你跟梅妹是否有共通點？這些共通點是否會影響你的血糖控制？

活動4	設定目標	⏱ *15* 分鐘

◆**活動目的**：讓成員設定出參與此次團體課程後，找出可行的改變方法及希望達到的目標。

◆**進行方式**：

- **帶領者說明**：我是否有規律地記錄我的血糖值結果？如果我也在記錄上寫下我的感想，包括我的飲食控制、我的運動情形，是否有所幫助？在接下來的這週，我該如何持續保持做檢測的記錄？在下一次血糖檢測，我設定我的血糖值目標：＿＿＿＿＿＿。

  我是否有檢測自己的血糖值？

  有□　　無□

  如果你有做檢測，何時做的檢測？請在下面的格子內作記錄。

時間	早餐前	上午	午餐前	下午	晚餐前	就寢前
星期一						
星期二						
星期三						
星期四						
星期五						
星期六						
星期日						

活動5	信心再評估	⏱ *10* 分鐘

◆**活動目的**：評估成員的信心指數。

◆**進行方式**：

- **帶領者說明**：如果你現在決定改變（定期監測血糖），你有多大的信心能夠成功？如果0代表「完全沒信心」，10代表「非常有信心」，你會選擇什麼數字？請圈選合適的數字。

1. 我會在家自行檢測血糖或定期到醫院檢測血糖。

   我有把握做到的程度

   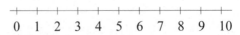

   0 1 2 3 4 5 6 7 8 9 10

2. 我會定期回門診接受檢查或服用糖尿病藥物。

   我有把握做到的程度

   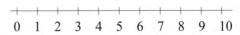

   0 1 2 3 4 5 6 7 8 9 10

- 什麼事會讓你更有信心？（信心分數會因而往上提升）什麼事情會阻止你的信心分數往上提升？

活動6　　看看別人的故事&結束團體　　⏱ 5分鐘

◆ **活動目的**：結束團體並為下週作準備。

◆ **進行方式**：帶領者告訴成員手冊後面有補充的文章，請成員回去後可參考。感謝他們並提醒下次上課時間，不要忘了帶這本學員手冊。

> 例：「今天我們的團體就到這裡結束，謝謝大家這麼積極踴躍地發表意見。後面還有一個補充的部分，說到幾個病友治療成功的經驗，大家回去可以看一看。下週我們要講到生活中有一些事情是可以改變來保養或避免糖尿病繼續惡化的，請你記得來參加，並且不要忘了帶這本學員手冊。」

活動7　　觀看影片　　⏱ 10分鐘

◆ **活動目的**：藉由替代經驗、角色模範和口頭說服引起共鳴，影響成員行為改變。

◆ **進行方式**：播放影片。

1. 例如可使用行政院衛生署國民健康局製作的糖尿病防治教材：教導銀髮族認識糖尿病光碟 DVD「居家照顧篇：蘆筍伯的故事」。

2. 可選擇每週播放一段十分鐘的故事或於第四週結束時再一起看。

單元 **2** 糖尿病飲食、運動及口服糖尿病藥物治療

【目標】
1. 完成衛教：成員能了解如何利用飲食、運動及藥物降低血糖。
2. 完成上週家庭作業及設定目標達成分享。
3. 經由案例介紹，成員能提出自身的困擾並排序。
4. 能經由大家一起動動腦，解決每個成員的困擾。
5. 成員能設定自己的飲食、運動目標。
6. 成員能立刻評估對於做出改變這件事有多少信心。
7. 結束團體並為下週討論準備。

【材料】
電腦、投影機、課程教材（投影片、糖尿病自我效能及管理團體學員手冊）、簽到單、茶水、名牌

【活動內容】

活動項目	時間
活動 0-1：衛教課程：糖尿病飲食、運動及口服糖尿病藥物治療	30 分鐘
活動 0-2：上週家庭作業或設定目標達成分享	20 分鐘
活動 1：案例介紹：萬財的故事	5 分鐘
活動 2：提出問題	10 分鐘
活動 3：動動腦及切身議題排序	15 分鐘
活動 4：設定目標	10 分鐘
活動 5：信心再評估	10 分鐘
活動 6：家庭作業	5 分鐘
活動 7：看看別人的故事&結束團體 　　　a. 說明補充的部分 　　　b. 結束團體並交代下次上課時間	5 分鐘
活動 8：觀看學員手冊或衛教影片	10 分鐘

| 活動0-1 | 衛教課程：糖尿病飲食、運動及口服糖尿病藥物治療 | ⏰ 30分鐘 |

◆ **活動目的**：了解如何以飲食、運動及口服糖尿病藥物治療糖尿病。

◆ **進行方式**：

- **教材**：投影片「如何利用飲食、運動及藥物降低血糖」及教學設計（見附件：配合「自我效能及管理團體」之「衛教課程教學設計表」範例）。

- **方式**：進行投影片教學，並在結束後請大家提出問題。

| 活動0-2 | 上週家庭作業或設定目標達成分享 | ⏰ 20分鐘 |

◆ **活動目的**：了解成員回去做家庭作業或上週設定的目標達成情形。

◆ **進行方式**：請成員把手冊翻到上個單元「家庭作業」及「設定目標」的地方，有意願發表意見的人先說。並提醒成員們要把握時間。

| 活動1 | 案例介紹：萬財的故事 | ⏰ 5分鐘 |

◆ **活動目的**：分享替代經驗以引發討論。

◆ **進行方式**：

- **帶領者引言**：現在我要跟大家分享一個病友的故事，大家可以看看別人，想想自己。

「萬財的故事」

萬財是一位六十歲的男性，他與妻子住在一起。他有兩個小孩，皆已成年了。幾年前，萬財做例行性的血液檢驗時，被診斷出患有第二型糖尿病，這樣的診斷結果使他非常驚訝，因為當時他不覺得自己生病了。當他發現自

己患有糖尿病時，他有許多的顧慮。但是在那之後，他並沒有在這個問題上想太多。

萬財在糖尿病自我控制管理上，採取非常隨意的方式。他所吃的每餐幾乎都是他的妻子準備的；他非常喜歡吃零食，尤其是喜餅或肉餅，特別是在晚餐後食用。

就在一個星期前，萬財感到體力大不如前，晚上必須起床上廁所，為此他很擔心害怕，所以去看了醫生。此外，萬財的妻子發現他的糖尿病造成了一些問題，所以她細心地幫萬財做了血糖值的檢測記錄並拿給醫生看。

萬財	早餐前	上午	午餐前	下午	晚餐前	就寢前	備註
星期三	344						
星期四							
星期五							
星期六							
星期日	304						
星期一						288	
星期二							
星期三							
平均值	324					288	

在諮詢過程中，萬財告訴醫生在過去幾個月中他的褲子非常的緊。因此醫生幫萬財量了腰臀圍，發現萬財離上次測量胖了 5 公斤，而他現在的腰圍是 135 公分。萬財的症狀顯示，他沒有好好地自我管理他的糖尿病。醫生建議他必須開始嚴格管控糖尿病以及去見營養師，開始做一些運動和定期性的血液檢測。

萬財去看了醫生，對他的身體狀況非常吃驚。因此，他決定改變他的生活方式，萬財和他的妻子詢問了營養師，找出了一套健康的飲食計畫，可以讓萬財的妻子料理。營養師建議萬財：有規律地將三餐吃得健康勝過於吃零食，這樣才能真正幫助他控制他的血糖值。

聽過醫生的建議後，萬財開始在晚餐後花 15-20 分鐘散步。他很快地發

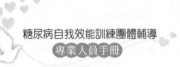

現這是一個解決愛吃零食的好方法。藉由散步，他可以避免每晚坐在電視機前吃喜餅和肉餅的壞習慣。

　　此外，萬財每天至少檢查他的血糖值三次。在下面，你可以發現萬財在下一次看醫生前一個星期的血糖值檢測記錄表。

※萬財的血糖檢測記錄表

萬財	早餐前	上午	午餐前	下午	晚餐前	就寢前	備註
星期四	189		166			151	整天待在家，只有在晚餐後出去散步 15 分鐘。
星期五	178		171		182		早上出去，在晚餐後出去散步 30 分鐘。
星期六	176			167	130	153	在午餐後整理庭園。晚餐後出去散步。
星期日	173		166		184		在女兒家中與小孩玩。豐盛的燒烤餐。晚餐後出去散步。
星期一	166		178		130		整天待在家中，吃零食。在午餐及晚餐後出去散步。
星期二	158		135		137		
星期三	148		160			149	晚餐後出去散步，感覺很好。
星期四	160		184		151		午餐後除草。
平均值	169		166		155	148	

活動2　　提出問題　　⏱ *10分鐘*

◆**活動目的**：使成員思考自己在執行今日所上的重點時，會遇到哪些困難。

◆**進行方式**：

1. **提出問題**：看血糖檢測記錄表，你覺得萬財的飲食習慣出了什麼問題？聽了萬財的故事，你是否也有相同問題？為什麼？如果你現在決定改變飲食習慣，你有多大信心能夠成功？如果 0 代表「完全沒信心」，10 代表「非常有信心」，你會選擇什麼數字？阻礙你改變飲食習慣的原因是什麼？

2. **總結**：帶領者歸納成員覺得做出改變最大的阻礙，並強調大家的共同點及個別性。

活動3　　　**動動腦及切身議題排序**　　　⏱ *15 分鐘*

◆ **活動目的**：成員彼此做經驗交流，找出可行的改變方法。

◆ **進行方式**：

1. **說明**：請依據列出的目標，依 1、2、3、4……的優先次序，排出你最需要改變的問題，並選出你覺得你需要改變的行為，若你需要改變，請問你該如何改變？且要寫出具體的改變方案，包括時間、方法、頻率等，每個人都要寫出來唷！大家利用三分鐘的時間寫一寫，先寫好的人可以先說。

   *＊注意事項：鼓勵成員發言，儘量把格子都填滿。

2. **成員分享**。

3. **總結**：帶領者統合成員的意見，給予正面回饋，並歸納大家都有選的選項，強調每個人的相同和相異處。

活動4　　　**設定目標**　　　⏱ *10 分鐘*

◆ **活動目的**：能寫出具體改變的事項及目標。

◆ **進行方式**：

1. **說明**：聽了今天的課程和萬財的故事後，我想請大家想想看在日常生活中，有沒有一些事情是你可以動手改變來保養或避免糖尿病繼續惡化

呢？如果有的話請把它寫下來。例如手冊裡面的範例，它在目標的地方寫下「規律運動」，達成目標的地方寫下「一個禮拜快走三次，每次三十分鐘以上」。每個人最少要寫出二項來唷！大家利用一分鐘的時間寫一寫，先寫好的人可以先說。

＊注意事項：鼓勵成員發言，儘量把第一欄空格填滿。

2. 成員分享。

3. 總結：帶領者統合成員的意見，給予正面回饋，並歸納大家都有選的選項，強調每個人的相同和相異處。

活動5　信心再評估　⏱ 10分鐘

◆ 活動目的：評估成員的信心指數。

◆ 進行方式：

1. 帶領者說明：下面有三個題目，現在我要請大家想想看，對於這些題目有沒有信心達成。0分是完全沒有信心，10分是有百分之百的信心，大家先想想看會給自己打幾分？想到的可以先說。

(1)我會控制自己不吃肥肉、雞皮、三層肉、魚皮或油炸的食物。

我有把握做到的程度

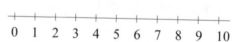

0　1　2　3　4　5　6　7　8　9　10

(2)我會控制自己不喝汽水、果汁等加糖飲料。

我有把握做到的程度

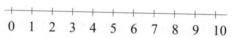

0　1　2　3　4　5　6　7　8　9　10

(3)我能每週至少運動三次，每次至少三十分鐘。

我有把握做到的程度

0　1　2　3　4　5　6　7　8　9　10

2. 回應：當成員說完後，問他：為什麼你會給自己打這個分數呢？要怎麼做，可以讓你把分數提高呢？或是：什麼情況會讓你更有信心？

| 活動6 | 家庭作業 | ⏱ 5分鐘 |

◆**活動目的**：確認成員真的有做到目標設定的事項。

◆**進行方式**：帶領者說明作業內容，請成員回家要確實執行填寫，下次帶來討論。

　　例：「今天的回家作業，我想請大家把剛剛在設定目標裡要改變的事項
　　　　中，有確實執行的項目寫下來，並且想一想在執行的過程中，有沒有
　　　　遇到哪些困難？下次上課時再跟大家分享討論。如果有剛剛沒想到而
　　　　回去有做的，也可以寫下來唷。」

| 活動7 | 看看別人的故事&結束團體 | ⏱ 5分鐘 |

◆**活動目的**：結束團體並為下週作準備。

◆**進行方式**：帶領者告訴成員手冊後面有補充的文章，請成員回去後可參考。
感謝他們並提醒下次上課時間，不要忘了帶這本學員手冊。

　　例：「今天我們的團體就到這裡結束，謝謝大家這麼積極踴躍地發表意
　　　　見。後面還有一個補充的部分，說到幾個病友治療成功的經驗，大家
　　　　回去可以看一看。下週我們要介紹預防糖尿病併發症的概念，還有教
　　　　大家一些足部護理，請你記得來參加，並且不要忘了帶這本學員手
　　　　冊。」

| 活動8 | 觀看影片 | ⏱ 10分鐘 |

◆**活動目的**：藉由替代經驗、角色模範和口頭說服引起共鳴，影響成員行為改變。

◆**進行方式**：播放影片。

1. 例如可使用行政院衛生署國民健康局製作的糖尿病防治教材：教導銀髮族認識糖尿病光碟 DVD「居家照顧篇：蘆筍伯的故事」。

2. 可選擇每週播放一段十分鐘的故事或於第四週結束時再一起看。

單元 3　預防糖尿病併發症及足部護理

【目標】
1. 完成衛教：成員能了解運動的正確觀念。
2. 完成上週家庭作業及設定目標達成分享。
3. 經由案例介紹，成員能提出自身的困擾並排序（針對本週主題）。
4. 能經由大家一起動動腦，解決每個成員的困擾。
5. 成員能設定自己的日常照顧目標。
6. 成員能立刻評估自己在執行日常照顧計畫的信心。
7. 結束團體並為下週討論準備。

【材料】
電腦、投影機、課程教材（投影片、《糖尿病自我效能及管理團體學員手冊》）、墊子、簽到單、茶水

【活動內容】

活動項目	時間
活動 0-1：衛教課程：預防糖尿病併發症及足部護理	30 分鐘
活動 0-2：上週家庭作業或設定目標達成分享	20 分鐘
活動 1：案例介紹：愛嬌的故事	5 分鐘
活動 2：提出問題	15 分鐘
活動 3：設定目標	15 分鐘
活動 4：信心再評估	15 分鐘
活動 5：家庭作業	5 分鐘
活動 6：看看別人的故事 ＆結束團體 　　　　a. 說明補充的部分 　　　　b. 結束團體並交代下次上課時間	5 分鐘
活動 7：觀看學員手冊或衛教影片	10 分鐘

活動 0-1　衛教課程：預防糖尿病併發症及足部護理 ⏱ 30 分鐘

◆ **活動目的：**了解如何預防糖尿病併發症的發生。

◆ **進行方式：**

- **教材**：投影片「了解如何預防糖尿病併發症的發生」及教學設計（見附件：配合「自我效能及管理團體」之「衛教課程教學設計表」範例）。
- **方式**：進行投影片教學，並在結束後請大家提出問題。

活動0-2　　上週家庭作業或設定目標達成分享　🕐 20分鐘

◆ **活動目的**：了解成員回去做家庭作業的情形。

◆ **進行方式**：請成員把手冊翻到上個單元「家庭作業」或「設定目標」的地方，有意願發表意見的人先說。並提醒成員們要把握時間。

活動1　　案例介紹：愛嬌的故事　🕐 5分鐘

◆ **活動目的**：分享替代經驗以引發討論。

◆ **進行方式**：

- **帶領者引言**：現在我要跟大家分享一個病友的故事，大家可以看看別人，想想自己。

「愛嬌的故事」

　　愛嬌是一位喪偶獨居的老太太。六個月前，愛嬌被診斷出有第二型糖尿病。直到最近，她才可藉由注意飲食和種花、跳土風舞等運動來控制她的糖尿病。

　　幾個星期前，愛嬌開始感到時常口乾並注意到自己體重有下降。她感到沒有體力並察覺要做運動是很困難的。她有腳刺痛的感覺並感到她的視力大不如前。

　　當愛嬌被診斷出患有糖尿病時，醫師建議她要定時檢測她的血糖值。她照做了並在簿子上記錄結果。剛開始時，她的血糖值很高，但她察覺到當她停止喝沙士和吃肉餅，開始種花、跳土風舞時，她的血糖值會逐漸下降。最近她注意到她的血糖值又開始升高。她看了她的記錄表，發現現在的平均血

糖值超出了她第一次開始記錄的血糖值數。

　　愛嬌感到擔憂。她覺得身體不適，也有愈來愈多毛病產生，無法只藉由控制飲食和定時運動來防止她的血糖值升高，於是她預約了門診時間。

※愛嬌看醫生前的血糖檢測記錄表

愛嬌	早餐前	上午	午餐前	下午	晚餐前	就寢前	備註
星期四	279		292			277	整天在家，早餐前散步15分鐘。
星期五	322		351		326		整個上午外出打球，下午感到非常累就睡覺。
星期六	248			347	274	361	午餐後睡覺，血糖值升高！
星期日	299		310		184		在兒子家和孫子玩。
星期一	310		358		310		整天在家，做飯和處理家事。
星期二	338		297			299	日常購物，感到非常累。
星期三	320		286			311	感到疲倦。
星期四	340		364				看醫生。
平均值	307		323		274	312	

　　愛嬌的醫生安排她做抽血檢查。報告結果顯示，愛嬌的飯前血糖值現在是 337。醫生開了口服糖尿病藥物，需一天三次在飯前服用一顆藥丸。醫生建議愛嬌持續飲食計畫及運動。同時也建議愛嬌轉診去看骨科和眼科醫生。

　　在骨科醫生的檢查下，發現她的右腳踝上有一個小傷口。她不知道也不記得傷口是如何來的。醫生看了一下愛嬌新買的鞋子，發現有一小塊粗糙的皮革。這是造成受傷的原因。醫生處理受傷部位，並指導愛嬌該如何做足部檢查。醫生建議她每天檢查、清洗足部並做些簡單的足部運動，才能幫助改善她的足部血液循環。

　　眼科醫生檢查愛嬌的視力後，發現她的視力變差。眼科醫生建議愛嬌需要配戴度數更深的眼鏡。愛嬌當場選了一副適合的新眼鏡並期待以後能看得

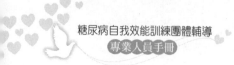
更清楚。

愛嬌也謹記醫生的建議，持續在簿子上記錄血糖變化。

※愛嬌在使用口服藥物後四個月的血糖檢測記錄表

愛嬌	早餐前	上午	午餐前	下午	晚餐前	就寢前	備註
星期四	135		112			97	整天在家，晚飯後散步15分鐘。
星期五	88		171		146		整個上午打球，晚飯後散步半小時。
星期六	68			257	274	171	午餐前忘了服藥。下午出去散步。
星期日	137		130		184		在兒子家用午餐。有吃藥。
星期一	130		178		130		整天在家。和朋友泡茶，午餐後散步。
星期二	158		117	292		191	午餐前忘記服藥。
星期三	184		178			131	午餐後散步保持心情輕鬆，有感覺比較好。
平均值	129		148	275	184	148	一週平均的血糖檢測值過高，需要去看醫生。

活動2　提出問題　⏱ 15分鐘

◆**活動目的**：使成員思考在執行今日所上的重點時，會遇到哪些困難。

◆**進行方式**：

1. **提出問題**：大家聽我介紹愛嬌的故事，你覺得若愛嬌視力喪失，對她來說會有什麼影響？在應付糖尿病的過程中，你覺得對愛嬌來說目前最棘手的問題是什麼？為什麼？如果愛嬌現在開始改變她的行為，會有什麼改變嗎？你認為她必須改變什麼行為？為什麼？

2. **總結**：帶領者歸納成員覺得做出改變最大的阻礙，並強調大家的共同點

及個別性。

活動3　設定目標　　⏱ 15 分鐘

◆ **活動目的**：能訂出具體的足部照護目標。

◆ **進行方式**：

1. **說明**：下面的表格是要請大家把自己的足部照護目標寫出來。有了確實具體的事項，實行起來也會比較容易。大家可以先看看有沒有看不懂的地方。請利用一分鐘的時間寫一寫，先寫好的人可以先說。

2. **成員分享**。

3. **總結**：帶領者統合成員的意見，給予正面回饋，並歸納大家都有選的選項，強調每個人的相同和相異處。

活動4　信心再評估　　⏱ 15 分鐘

◆ **活動目的**：評估成員的信心指數。

◆ **進行方式**：

1. **帶領者說明**：下面有二個題目，現在我要請大家想想看對於這些題目有沒有信心達成。0 分是完全沒有信心，10 分是有百分之百的信心，大家先想想看會給自己打幾分？想到的可以先說。

   (1)我能養成好的運動習慣。

   　　我有把握做到的程度：
   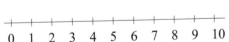

   (2)我知道定期眼睛檢查對我的好處並能確實執行。

   　　我有把握做到的程度：
   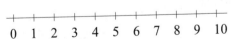

2. **回應**：當成員說完後，問他：為什麼你會給自己打這個分數呢？要怎麼做可以讓你把分數提高呢？或是：什麼情況會讓你更有信心？

活動 **5**　　　家庭作業 　　　　　　　　　　🕐 5 分鐘

◆**活動目的**：確認成員真的有做到目標設定的事項。
◆**進行方式**：帶領者說明作業內容，請成員回家要確實執行填寫，下次帶來討論。

> 例：「今天的回家作業，我想請大家把接下來這個禮拜中，有確實做足部檢查的過程寫下來，像是計畫什麼時候做、可以做多久，並且想一想在執行的過程中，有沒有遇到哪些困難？下次上課時再跟大家分享討論。」

活動 **6**　　　看看別人的故事&結束團體 　　　🕐 5 分鐘

◆**活動目的**：結束團體並為下週作準備。
◆**進行方式**：帶領者告訴成員手冊後面有補充的文章，請成員回去後可參考。感謝他們並提醒下次上課時間，不要忘了帶學員手冊。

> 例：「今天我們的團體就到這裡結束，謝謝大家這麼積極踴躍地發表意見。後面還有一個補充的部分，談到一些關於足部護理的經驗分享，大家回去可以看一看。下週是最後一週，我們要講到有關生活壓力和紓壓的方式。請你記得來參加，並且不要忘了帶這本學員手冊。」

活動 **7**　　　觀看影片 　　　　　　　　　　🕐 10 分鐘

◆**活動目的**：藉由替代經驗、角色模範和口頭說服引起共鳴，影響成員行為改變。
◆**進行方式**：播放影片。

1. 例如可使用行政院衛生署國民健康局製作的糖尿病防治教材：教導銀髮族認識糖尿病光碟 DVD「居家照顧篇：蘆筍伯的故事」。
2. 可選擇每週播放一段十分鐘的故事或於第四週結束時再一起看。

單元 **4** 壓力管理、建立糖尿病新生活

【目標】
1. 完成衛教：個案能了解正面態度對自我控制血糖的重要。
2. 完成上週家庭作業及設定目標達成分享。
3. 經由案例介紹，成員能提出自身的困擾並排序（針對本週主題）。
4. 能經由大家一起動動腦，解決每個成員的困擾。
5. 成員能確實寫下適合自己的紓壓方法。
6. 成員能立刻評估自己用正面態度面對紓壓的信心。
7. 結束團體並完成課程評值。

【材料】
電腦、投影機、課程教材（投影片、糖尿病自我效能及管理團體學員手冊）、簽到單、茶水

【活動內容】

活動項目	時間
活動 0-1：衛教課程：壓力管理、建立糖尿病新生活	30 分鐘
活動 0-2：上週家庭作業或設定目標達成分享	20 分鐘
活動 1：案例介紹並提出問題：梅妹、萬財及愛嬌的故事	20 分鐘
活動 2：動動腦及切身議題排序	10 分鐘
活動 3：信心再評估	10 分鐘
活動 4：珍重再見	20 分鐘
活動 5：觀看學員手冊或衛教影片	10 分鐘

活動 0-1　　衛教課程：壓力管理、建立糖尿病新生活 ☺ 30 分鐘

◆ **活動目的**：使成員了解態度與心情是紓解壓力重要的一環，並練習放鬆運動。

◆ **進行方式**：

• 教材：投影片「如何紓解壓力」及教學設計（見附件：配合「自我效能及管理團體」之「衛教課程教學設計表」範例）。

• **方式：**

1. 由帶領者進行投影片教學，並在結束後請大家提出問題。
2. 帶領大家練習投影片中所教的腹式呼吸法與肌肉放鬆運動。

活動 0-2　上週家庭作業或設定目標達成分享　⏱ 20 分鐘

◆ **活動目的：**了解成員回去做家庭作業的情形。

◆ **進行方式：**請成員把手冊翻到上個單元「家庭作業」或「設定目標」的地方，有意願發表意見的人先說。並提醒成員們要把握時間。

活動 1　案例介紹並提出問題：　梅妹、萬財及愛嬌的故事　⏱ 20 分鐘

◆ **活動目的：**分享替代經驗以引發討論，並使成員思考會遇到哪些困難。

◆ **進行方式：**

1. **帶領者引言：**今天我想再次介紹梅妹、萬財和愛嬌。這些人是患有第二型糖尿病的患者，在之前的單元中和你們分享過他們的故事。你在第一單元見過梅妹，她是位剛被診斷出患有第二型糖尿病的患者，並且學習如何去管控她的血糖值。下一個是萬財，一位男士被他的糖尿病自我照護所困擾。愛嬌則是位老太太，她必須以口服藥物來控制她的糖尿病病情。大家可以看看別人，想想自己。讓我們一個一個故事來討論。

2. **提出問題：**

(1)梅妹：

梅妹是位初期確診糖尿病病人，對於自己的病程不甚了解、不懂如何定期監測血糖，尤其家人也患有相同疾病，所以擔心不已。最後，她照著醫生建議實行疾病自我管理，並使疾病獲得控制。

從你的經驗來看，你認為當梅妹被告知患有糖尿病時，她的反應如何？想想看，這幾週／幾個月來有什麼人、事、物曾經影響你控制

（幫助／破壞）你的血糖？

(2)萬財：

萬財是位患病多年而且對糖尿病感到疲憊的男人。萬財的醫生告知他的健康情況不如從前之後，萬財改變了他的行為。他開始吃他太太所準備的健康餐，並在晚飯後散步以防止晚上想吃零食。此外，他也開始注意生活習慣的改變會對他的血糖值有何影響。

你認為一個患有糖尿病十年的人，會有毅力及恆心控制血糖嗎？從你自身的經驗來看，有沒有任何事情可以幫助你保持情緒安穩並輕鬆地管控你的血糖值？

(3)愛嬌：

愛嬌是位喪偶獨居的老太太，她以控制飲食和規律運動，如種花、跳舞來控制她的血糖值。在診斷後的六個月，她無法再以吃得健康和適當做運動來管控她的血糖值。愛嬌的醫師建議她開始服用口服藥物並持續保有做運動的習慣和飲食計畫。因為這樣的方法，她得以讓她的血糖值保持在標準值內。

你認為家人的支持是否重要？是否足夠？為什麼？你在自我控制糖尿病的路上是否有人相陪？這對你有任何影響嗎？

(4)看看這張血糖檢測記錄表：當事情不順利、厭煩時，這個人的血糖值發生了什麼變化？在你的身邊有沒有人可以傾聽你的煩惱？有沒有人能夠幫助你解決血糖控制的問題？請問是什麼樣的人呢？

3. **總結**：帶領者強調「家家有本難唸的經」，每個人都有不同的壓力來源，重要的是如何面對、處理這些負面的情緒。

| 活動 2 | 動動腦及切身議題排序 | ⏱ *10* 分鐘 |

◆ **活動目的**：找出困擾自己的壓力源並試著解決它。

◆ **進行方式**：

- **帶領者引言**：壓力跟血糖值是彼此相關的，當我們面臨壓力時，身體為

了要抵抗這個壓力，便會讓血糖上升使我們有足夠的力量去抵抗它，所以我們現在要利用這個表格找出常困擾自己的壓力事件，並將我們的處理方法及心得感想寫上，而且處理方法可以作為你自己設定的目標喔！希望大家要儘量寫喔！最好把空格寫滿！

活動 3　　信心再評估　　⏱ *10* 分鐘

◆ **活動目的**：評估成員的信心指數。

◆ **進行方式**：

1. **帶領者說明**：下面有四個題目，現在我要請大家想想看對於這些題目有沒有信心達成。0 分是完全沒有信心，10 分是有百分之百的信心，大家先想想看會給自己打幾分？請圈選合適的數字，想到的可以先說。

　(1)我會控制自己的飲食，不吃對控制血糖有害的食物。

　　我有把握做到的程度

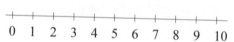

　(2)我會自己每天做足部護理。

　　我有把握做到的程度

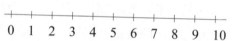

　(3)當我有煩惱時，會找朋友聊聊，或是尋求醫護人員協助。

　　我有把握做到的程度

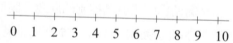

　(4)我有信心能夠控制好血糖。

　　我有把握做到的程度

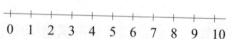

2. **回應**：當成員說完後，問他：為什麼你會給自己打這個分數呢？要怎麼做，可以讓你把分數從×分提高到×分呢？或是：什麼情況會讓你更有信心？

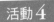 活動4　　珍重再見　　　　　　　　　🕐 *20分鐘*

◆ 活動目的：請學員評值此次活動。

◆ 進行方式：

* 帶領者說明：在糖尿病自我管理課程後，你是否有任何問題想問或是想法想要分享？請你寫下或直接分享上課的優缺點，以便日後我們做進一步的改善，造福更多糖尿病伙伴！提醒大家，上完課後，我們將以電話追蹤及提供鼓勵支持，且第三個月要回此團體（回娘家）一次（告知回來的日期、時間、地點），我們以最真誠的心，感謝各位全程的參與，並祝大家疾病管理成功、生活品質一級棒！

* 填寫課程評值表：評值表的題目有三項，請學員寫下或直接分享上課的優缺點：

　1. 問題及分享

　2. 本連續課程的優點

　3. 本連續課程的缺點

整體而言，你對本課程的滿意度有幾分？

非常 不滿意										非常 滿意
0	1	2	3	4	5	6	7	8	9	10

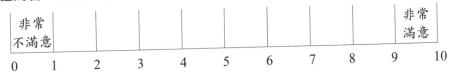

我們以最真誠的心，感謝各位全程的參與

並祝大家疾病管理成功、生活品質一級棒！

附 件　配合「自我效能及管理團體」之「衛教課程教學設計表」範例

　　為配合「自我效能及管理團體」之進行，衛教課程可在帶團體進行前實施，以四週（四個單元）為範例：糖尿病簡介課程及自我血糖監測；糖尿病飲食、運動及口服糖尿病藥物治療；預防糖尿病併發症及足部護理；壓力管理、建立糖尿病新生活。每一單元為三十分鐘，以下示範「衛教課程教學設計」以供參考。

教學單元	第一單元：糖尿病簡介課程及自我血糖監測
時　　　間	30 分鐘
場　　　所	另訂
對　　　象	糖尿病患者
主 講 者	合格糖尿病衛教師
教學方法	講述法、問答、團體討論
單元目標	1. 了解每個成員的狀況 2. 認識糖尿病之定義、病因及症狀 3. 了解糖尿病之一般檢查及治療
教具資源	1. 講義或手冊 2. 電腦 3. 投影機
準備工作	1. 蒐集及了解個案之基本資料並以電話告知個案依時間參加 2. 確認教學目標、內容與範圍 3. 蒐集有關之教學資料 4. 準備教具 5. 會場布置
具體目標	1. 能了解胰島素的功能 2. 能了解正常人與糖尿病病人的不同處 3. 能了解糖尿病的成因 4. 清楚自己有哪些罹患糖尿病的危險因子，以及哪些是可以改變的，哪些是不能改變的 5. 能了解糖尿病一般檢查及治療方法 6. 有正確的用藥觀念 7. 了解糖尿病衛教師的角色，以及糖尿病衛教師能幫什麼忙

教學單元	第二單元：糖尿病飲食、運動及口服糖尿病藥物治療
時　　間	30 分鐘
場　　所	另訂
對　　象	糖尿病患者
主 講 者	合格糖尿病衛教師
教學方法	講述法、問答、團體討論、示教法、回復示教
單元目標	了解如何以飲食、運動及口服糖尿病藥物治療
教具資源	1. 講義或手冊 2. 電腦 3. 投影機
準備工作	1. 蒐集及了解個案之基本資料並以電話告知個案依時間參加 2. 確認教學目標、內容與範圍 3. 蒐集有關之教學資料 4. 準備教具 5. 會場布置
具體目標	1. 能了解藉由改變飲食、運動習慣以控制血糖的方法 2. 能實際做到行為改變以減少血糖不穩的發生 3. 了解有哪些輔助工具可以利用 4. 了解環境可以做哪些改變 5. 能在日常生活中利用輔具或改變環境幫助避免血糖不穩 6. 能了解自行監測血糖的方法

教學單元	第三單元：預防糖尿病併發症及足部護理
時　　間	30 分鐘
場　　所	另訂
對　　象	糖尿病患者
主 講 者	合格糖尿病衛教師
教學方法	講述法、問答、團體討論、示教
單元目標	1. 運動對糖尿病的好處 2. 運動分類 3. 運動原則 4. 運動傷害處理 5. 了解足部護理的意義

（續）

教學單元	第三單元：預防糖尿病併發症及足部護理
單元目標	6. 了解足部護理與糖尿病的關係 7. 針對足部的護理方法
教具資源	1. 講義或手冊 2. 墊子 3. 電腦 4. 投影機
準備工作	1. 蒐集及了解個案之基本資料並以電話告知個案依時間參加 2. 確認教學目標、內容與範圍 3. 蒐集有關之教學資料 4. 準備教具 5. 會場布置
具體目標	1. 清楚運動的注意事項 2. 了解運動對糖尿病的好處 3. 能了解足部護理的重要性 4. 了解執行足部護理的方法 5. 找出至少一種能持之以恆的運動 6. 能正確做出本次教的運動

教學單元	第四單元：壓力管理、建立糖尿病新生活
時　　　間	30 分鐘
場　　　所	另訂
對　　　象	糖尿病患者
主 講 者	合格糖尿病衛教師
教學方法	講述法、問答、團體討論
單元目標	1. 覺察身體發出的小訊號 2. 了解促發壓力的事件 3. 面對壓力應有的態度 4. 壓力的紓解方式
教具資源	1. 講義或手冊 2. 電腦 3. 投影機

（續）

教學單元	第四單元：壓力管理、建立糖尿病新生活
準備工作	1. 蒐集及了解個案之基本資料並以電話告知個案依時間參加 2. 確認教學目標、內容與範圍 3. 蒐集有關之教學資料 4. 準備教具 5. 會場布置
具體目標	1. 能察覺身體發出的警訊 2. 了解促發壓力的事件 3. 用正面積極的態度面對壓力 4. 能知道紓解壓力的方法

第二節 糖尿病衛生教育專題系列講座合併支持團體討論之專業人員指引

● 四週／四單元版

● 設計者：李玉嬋、張月玲

● 請搭配《糖尿病自我管理效能增進支持團體學員手冊》第一部分初階課程使用

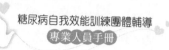
▶ 一、「糖尿病衛生教育專題系列講座合併支持團體討論」 初階課程表 ～四週知行合一健康重塑

	課程主題	日期	時間	主持者	學員手冊頁碼
第一週	1.「糖尿病高危險群健康自我管理規劃」講座 2. 分組支持團體討論（配合活動單使用）	☐☐	60 分鐘 60 分鐘	主講人：糖尿病衛教師 主持人：心理師、護理師或糖尿病衛教師	p.3
第二週	1.「營養與飲食控制」講座 2. 分組支持團體討論	☐☐	60 分鐘 60 分鐘	主講人：營養師、糖尿病衛教師 主持人：心理師、護理師或糖尿病衛教師	p.5
第三週	1.「規律運動與體重控制」講座 2. 分組支持團體討論	☐☐	60 分鐘 60 分鐘	主講人：糖尿病衛教師、護理師 主持人：心理師、護理師或糖尿病衛教師	p.7
第四週	1.「壓力管理與健康生活自我管理」講座 2. 分組支持團體討論	☐☐	60 分鐘 60 分鐘	主講人：心理師 主持人：心理師、護理師或糖尿病衛教師	p.9

▶ 二、進行前注意事項

　　四週／四單元進行每次二小時的初階課程，第一個小時的「衛生教育專題系列講座」可以大班大團體的講座方式進行，邀請該領域之專家講授，讓更多民眾可共同參與。第二個小時的「支持團體討論」以小組方式進行討論，視參與講座人數分組，建議每組成員不超過十五名，由固定同一人帶領同一小組連續四次團體討論，才能發揮團體支持效果。

鼓勵每位成員持續參加每堂課（全部四堂課），並預告每次一小時講座後，要接續參與分組小組討論，分享自己想進行健康管理的項目，互相打氣。

為提高連續參與出席率，可於每週上課前打電話提醒關心一下。

專業人員則需先確認好四單元第一小時講座，並安排分組帶領者及分組場地，讓分組帶領者事先詳細研讀下列活動帶領手冊，依手冊指引進行四次各一小時團體討論。

▶ 三、專業人員帶領糖尿病衛生教育講座後分組支持團體討論進行方案（每週一小時）

第一週／單元一：糖尿病高危險群健康自我管理規劃

團體目標	活動內容	時間	器材／備註
1. 暖化團體氣氛（可視情況更換活動）	1. 自我介紹和相互認識【活動：唱名活動】。 (1)帶領者與成員自我介紹。 (2)帶領者隨機叫一位成員的名字，則該名被叫到名字的成員其左邊成員舉手，右邊成員喊有，接下來由剛被叫到名字的成員隨機叫下一位成員。	5 分鐘	1. 講座課程講義 2. 糖尿病自我管理效能增進支持團體學員手冊 3. 體檢報告單 4. 筆 5. 小禮品
2. 了解成員健康促進自我管理近況	2-1. 邀請成員分享個人健康狀況 (1)若有體檢報告，則可調查成員的體檢報告狀況為何。詢問成員：「你知道自己的體檢項目是否都良好？有哪些項目過高或過低？需要多注意並加以管理的項目是哪個？」 (2)若無體檢報告，則問今天聽完課程，知道自己有待管理的健康狀況有哪些？以第一週活動單中「關於我的健康」所列項目，逐項請成員	15 分鐘	

（續）

團體目標	活動內容	時間	器材／備註
	勾選，以作為討論的主軸（因為裡面列舉的健康促進自我管理方式若能做到，相信體檢狀況也會良好。）然後詢問成員：「我能持續進行健康促進的項目有哪些？哪些沒做到？」 2-2. 歸納成員均有些需要健康促進自我管理的項目，每天活動均設定一個目標開始做起，自己來關心自己的健康，伙伴們一起努力，希望能更好。		
3. 設定健康促進自我管理的目標	3. 邀請成員設定健康促進自我管理的目標。詢問成員：你期望這週（下週見面前）你能做到的健康促進管理的目標是什麼？先鼓勵從可行的小目標做起，以成功經驗來建立信心。	20 分鐘	3、4、5 項可以合併進行，例如請 A 成員設定待管理目標：「運動」，再問其執行方法：「每天早上跑步 30 分鐘」，並問其做到的信心：「有 80% 信心」，然後大家一起為其加油。
4. 協助成員訂定健康促進自我管理的方法及順序	4. 針對成員設定的健康促進自我管理目標，討論達成目標的方法與順序。詢問成員：「你將會怎麼做？」愈具體可行愈好。	10 分鐘	
5. 評估個人執行健康促進自我管理方法的信心	5. 邀請成員評估個人執行該健康管理目標和方法的信心指數有多少，可以 100% 信心為量尺，分數愈高，表示信心愈高。若成員只有 50% 信心，仍鼓勵他：「你已經有一半信心了，加油！」若成員只有 20% 信心，則更鼓勵他：「你已經打算開始了，我們為你加油。」記住：人是在激勵中進步的。	5 分鐘	

（續）

團體目標	活動內容	時間	器材／備註
6. 結束團體	6-1. 邀請成員用一句話分享今天團體討論的想法與感受或收穫，作為結束。 6-2. 提醒成員下週準時開始上課，請成員提早幾分鐘到。 6-3. 鼓勵成員持續進行健康促進自我管理，回去試試看自己設定的方法！下週再討論其執行狀況。最後可以大家手拉手一起互喊加油，提高著手執行的氣氛與信心喊話或口號作為結語也不錯。	5 分鐘	

注意事項：
1. 提醒成員下週課程主題、開始上課時間，並請學員提早報到以利準時開始與結束。
2. 學員手冊中的活動練習單可讓成員帶回家，並請成員提醒自己訂下的目標要去執行，下次討論。
3. 帶領者需一一記下每位成員訂定的目標、方法和信心指數，以利每週一一檢核。
4. 於活動全程結束後可給予小禮品，鼓勵全程參與者。
5. 下週上課前 1-2 天可預先做電話提醒準時參與活動。
6. 若有衛教問題可轉介邀請醫護人員給予回應。

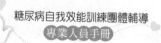

第二週／單元二：營養與飲食控制

團體目標	活動內容	時間	器材／備註
1. 暖化團體氣氛（可視情況更換活動）	1. 複習今天衛教講座提到的飲食營養重點。	5分鐘	1. 課程講義 2. 課程活動單 3. 筆 4. 小禮品
2. 了解成員健康促進自我管理近況	2-1. 回顧上週成員訂定的目標執行狀況。詢問成員：「上週大家各自訂定的健康管理目標做得如何？」請成員有做到者持續之，並詢問沒做到的困難點在哪裡？可邀請成員一起討論如何能使目標更容易達到，本週再試一次。 2-2. 以第二週活動單中「我的營養與飲食控制計畫」一欄作為討論的主軸。詢問成員：「這些項目有哪些可以做到，有哪些是目前覺得有困難做到的？」而第10項是空白，可多詢問還有哪些是他們會做，而我們這裡沒寫上。若成員有提出，可直接邀請成員寫上第10項；或帶領者也可以自行再補上 1 項，如此共有10項，可以每項算10分，請成員統計自己於營養與飲食控制有無及格（60分）；或僅是統計成員能做到幾項。 2-3. 歸納營養飲食在健康促進自我管理的重要性，請大家訂出個人改變目標。	15分鐘	
3. 設定健康促進自我管理的目標	3. 邀請成員設定營養與飲食控制的個人目標，詢問成員：「你期望本週能做到或持續的營養	20分鐘	3、4、5 項可合併進行，例如問A成員設定待管

（續）

團體目標	活動內容	時間	器材／備註
	與飲食控制項目是什麼？」可以全盤檢討，然後訂出本週可以開始做的項目。從小做起。（若成員於營養與飲食控制沒有問題，可詢問他覺得困難的健康管理是哪些？針對該項問題設定目標。）		理的目標：「每天要吃蔬菜」，而方法：「外食時多點青菜，不然回家吃大番茄當水果」，其信心自評是「有70%的信心會去做」。
4. 協助成員訂定健康促進自我管理的方法及順序	4. 針對成員設定的健康促進自我管理目標，討論達成目標的方法與順序。詢問成員：「你將會怎麼做？」可邀請成員先從容易做到的先開始，逐步慢慢來。若有成員覺得其健康管理沒什麼問題，可邀請成員分享他是如何做到的，提供其他伙伴作為參考。	10 分鐘	
5. 評估個人執行健康促進自我管理方法的信心	5. 邀請成員評估個人執行營養與飲食控制方法或其他健康促進自我管理方法的信心，分數愈高，表示信心愈高。	5 分鐘	
6. 結束團體	6-1. 邀請成員用一句話分享今天團體討論的想法與感受或收穫，作為結束。 6-2. 提醒成員下週準時開始上課，請成員提早幾分鐘到。 6-3. 鼓勵成員持續進行健康促進自我管理，回去試試看自己設定的方法！下週再討論其執行狀況。最後可以大家手拉手一起互喊加油，提高著手執行的氣氛與信心喊話或口號作為結語也不錯。	5 分鐘	

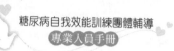
第三週／單元三：規律運動與體重控制

團體目標	活動內容	時間	器材／備註
1. 暖化團體氣氛（可視情況更換活動）	1. 早晨健康操（伸展運動或平甩功）。 ◆ 提醒成員於運動前需先做暖身（或熱身）的伸展操以避免運動傷害。	5分鐘	1. 課程講義 2. 課程活動單 3. 筆 4. 小禮品
2. 了解成員健康促進自我管理近況	2-1. 回顧上週成員訂定的目標執行狀況。詢問成員：「上週大家各自訂定的健康管理目標做得如何？」有做到者給予掌聲，或謝謝他的帶頭作用給大家信心。沒做到的，可邀請成員一起討論如何幫助他更容易達到目標，再請他別放棄，再試一下。 2-2. 以第三週活動單中「我的規律運動與體重控制計畫」一欄作為討論的主軸。詢問成員：「目前是否有規律地運動？若有的話，平常做的運動項目有哪些？這些運動項目一週會去做幾次？每次運動大概是幾分鐘呢？」（請成員將個人運動情況填寫於活動單上，最後將運動狀況做一統計，讓成員能更清楚自己一週運動的次數與時間是否有符合一週至少三次，且每次是否有達到 20-30 分鐘。另外，可能會有成員的運動項目未列於表單內，可請成員於空白處填寫上自己的運動項目）。 2-3. 歸納成員透過了解自己在運動上的健康促進自我管理近況，可進一步思考可努力之方向，使自己更健康。	20分鐘	
3. 設定健康促進自我管理的目標	3. 邀請成員設定規律運動與體重控制的目標。詢問成員：「我們期望一週內（下週見面前）能做到或持續	15分鐘	3、4、5 項可合併進行，例如問成員待管

（續）

團體目標	活動內容	時間	器材／備註
	的規律運動與體重控制項目是什麼？」若成員於規律運動與體重控制沒有問題，可請他分享如何達成之成功經驗來幫助團體中的伙伴，並持續下去，也可詢問他覺得困難的健康管理是哪些？針對該項問題設定目標。以每週有個新的健康管理目標為原則。		理的運動目標：「除平日健走之外，也要有雨天運動方案」，再問其方法：「搖呼拉圈替代」，而其自評信心為：「只有20%，因為要先去買呼拉圈。」為其加油，鼓勵其先買來，然後於雨天試用。
4. 協助成員訂定健康促進自我管理的方法及順序	4. 針對成員設定的健康促進自我管理目標，討論達成目標的方法與順序。詢問成員：「你將會怎麼做？」可邀請成員先從容易做到的先開始，逐步慢慢來。若有成員覺得其健康管理沒什麼問題，可邀請成員分享他是如何做到的，提供其他伙伴作為參考。	10分鐘	
5. 評估個人執行健康促進自我管理方法的信心	5. 邀請成員評估個人執行規律運動與體重控制等方法的信心，分數愈高，表示信心愈高。	5分鐘	
6. 結束團體	6-1. 邀請成員用一句話分享今天團體討論的想法與感受或收穫，作為結束。 6-2. 提醒成員下週準時開始上課，請成員提早幾分鐘到。 6-3. 鼓勵成員持續進行健康促進自我管理，回去試試看自己設定的方法！下週再討論其執行狀況。最後可以大家手拉手一起互喊加油，提高著手執行的氣氛與信心喊話或口號作為結語也不錯。 6-4. 預告下次是最後一單元活動，並會準備結束團體聚會，若有額外需配合的活動項目（例如體驗或回饋問卷填寫），則先預告。	5分鐘	

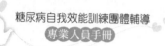

第四週／單元四：壓力管理與健康生活自我管理

團體目標	活動內容	時間	器材／備註
1. 暖化團體氣氛 （可視情況更換活動）	1.【活動：結】 1-1. 帶領者說明活動規則，一開始可先邀請3-4位成員出列並將手牽起來，並指導將成員牽起來的手調動打結，同時請其他在位置上的成員閉上眼睛不能看，待打好結後，邀請坐在位置上的成員起來一起動動腦、動動手將結打開。待成員熟悉活動後，可再邀請更多或全部成員手牽起來打結，然後再邀請成員一起合作打開結。 1-2. 帶領者說明活動用意：在我們的生活中，無論是個人健康或家庭、工作、人際關係等都可能有壓力、有問題，就像剛剛進行的活動——「結」，有的可以容易解決，有的除了自己努力外，還需要他人的提醒與幫忙才得以解開心中的煩惱，進而解決問題。所以在我們的團體聚會中，每個人都可能是幫助自己與對方的那個助力，所以互相的提醒、關心是相當重要的。	5分鐘	1. 課程講義 2. 課程活動單 3. 筆 4. 小禮品
2. 了解成員健康促進自我管理近況	2-1. 回顧上週成員訂定的目標執行狀況。詢問成員：「上週大家各自訂定的健康管理目標做得如何？」鼓勵成員並討論如何能在健康促進部分再往前邁進一小步，醞釀每個人為自己的健康負起責任就可能促成的氣氛。 2-2. 詢問成員：「目前的生活情況中，有哪些事情會讓你感到壓力	20分鐘	

（續）

團體目標	活動內容	時間	器材／備註
	或心情煩悶？也就是你目前的壓力來自哪裡？」重點在自我檢視有待管理的壓力之外，更重要的是相信壓力可以管理。所以請成員討論：「有壓力時是如何減壓放鬆的？」以第四週活動單中「減壓百寶箱」一欄作為討論的主軸，去檢視自己有必要管理壓力的想法。		
3. 設定健康促進自我管理的目標	3. 邀請成員設定減壓的健康管理目標。詢問成員：「你期望本週能做到減壓放鬆的方法是什麼？」可更進一步請成員訂出：「具體希望自己下週能減低壓力到幾分？」讓看不見的壓力可以被列管。與成員分享：你不一定可以改變有壓力的事情，但你可以改變的是自己的心情，有時先處理心情，會更容易處理事情喔！一起經營創造自己的好心情。	15分鐘	3、4、5項可合併進行，例如設定目標：「我要減壓的目標是不被孩子影響心情」，方法是：「孩子叛逆爭吵後，我要轉念告訴自己，好心情才能當父母，離開現場冷靜一下」，而信心是「50%信心，我會努力試」。
4. 協助成員訂定健康促進自我管理的方法及順序	4. 針對成員設定的健康促進自我管理目標，討論達成目標的方法與順序。詢問成員：「你將會怎麼做？」或「你打算幫助自己達到減壓放鬆的方法是什麼？」至少挑一個可行的方式做起，並可問其執行效果有幾分。	10分鐘	
5. 評估個人執行健康促進自我管理方法的信心	5. 邀請成員評估個人執行壓力管理與健康生活自我管理方法的信心，分數愈高，表示信心愈高。	5分鐘	
6.結束團體	6-1. 因為四單元課程到此將結束，因而要總結與告別，邀請成員分享四週來參加本團體的想法與感受	5分鐘	

（續）

團體目標	活動內容	時間	器材／備註
	和收穫，及如何提醒自己再努力管理自己的健康。 6-2. 鼓勵成員持續進行健康促進自我管理，有努力就有成果，相信自己會做就真的會開始用心去做。請大家互相為自己鼓掌繼續加油，持續回去試試看自己每週設定的方法！討論其執行狀況。 6-3. 若有後續活動（例如邀請「回娘家」），會再檢視關心各位努力的成員，珍重再見。 6-4. 若有滿意度回饋等問卷，則請成員填寫再離開。		

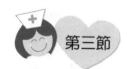

第三節　糖尿病自我管理效能增進支持團體方案之專業人員指引

- 六週／六單元版
- 設計者：李玉嬋、張月玲
- 請搭配《糖尿病自我管理效能增進支持團體學員手冊》第二部分進階課程使用

▶ 一、「糖尿病自我管理效能增進支持團體」進階課程表 ～六週養成健康行動

	課程主題	日期	時間	帶領者	學員手冊頁碼
第一週	為自己的健康負起責任：血糖、血壓、膽固醇控制與藥物使用	☐☐	90分鐘	心理師、糖尿病衛教師或護理師	p.15
第二週	實踐自我理想健康生活藍圖	☐☐	90分鐘	心理師、糖尿病衛教師或護理師	p.24
第三週	美味飲食也重健康	☐☐	90分鐘	心理師、糖尿病衛教師或護理師	p.32
第四週	健康就要動起來：運動、休閒與健康生活作息	☐☐	90分鐘	心理師、糖尿病衛教師或護理師	p.42
第五週	壓力管理保有好心情	☐☐	90分鐘	心理師、糖尿病衛教師或護理師	p.52
第六週	善用人際支持一起持續健康行動	☐☐	90分鐘	心理師、糖尿病衛教師或護理師	p.60

▶ 二、進行前注意事項

　　上述六週／六單元進行每次九十分鐘的進階課程，可接在本章第二節的初階課程之後，當作初階未改善者的進階課程；也可單獨直接以此進階課程對民眾提供服務。

　　六週／六單元課程，均是以支持團體討論的小組方式進行九十分鐘，每組最好不超過十五人，由固定同一人帶領，增加成員間熟悉信任度，一起激勵支持健康自我管理行動之落實。

　　因此在活動前應預告是以分組討論方式，依每週不同主題去分享、訂定並實行每人的健康管理行動，成員需連續參與六次活動。

　　為提高成員出席率及執行健康管理，每週課前可打電話提醒關心一下。

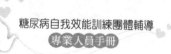

● 三、專業人員帶領糖尿病自我管理效能增進支持團體進行方案

【六週／每次九十分鐘】

第一週／單元一：為自己的健康負起責任

團體目標	活動內容	時間	器材／備註
1. 暖化團體氣氛（暖化氣氛活動可視情況更換）	1. 以【活動：相見歡】來自我介紹和相互認識。帶領者與成員自我介紹：請大家輪流用一個形容詞介紹自己的名字，例如「我是溫柔的阿玉」；然後下一個人要以名字疊羅漢方式，介紹自己並再度介紹前面介紹過的每一位伙伴，例如：「我是青春的王小姐，她是溫柔的阿玉……」，依此類推，直到全部介紹完為止，來互相認識，催化團體氣氛。	10分鐘	1. 學員手冊 2. 體檢報告單 3. 筆 4. 名牌 5. 小禮品
2. 了解對團體的期待	2-1. 介紹團體活動內容及進行方式和目標： (1)說明邀請成員參與健康管理團體「是為了促進個人執行健康自我管理。依據自我效能理論發現，一個人相信自己會去做的信心愈高，愈能有效管理自己的健康，所以在聚會中努力於提升每個人管理健康的信心和行為的實踐。」今天出席的人，都是想成為自己健康主人的有心人，為自己加油。 (2)說明團體活動內容及進行方式，是依據一個人「健康生活型態的六大招數」來設計六週六個單元的主題及其內容，包括：讓大家①「為自己的健康負起責任」，每次訂出健康管理具體目標，回	5分鐘	

（續）

團體目標	活動內容	時間	器材／備註
	去執行再帶來討論分享，在互相加油中一起②「規劃與實踐自我理想健康生活藍圖之策略」，讓每個人能夠③「選擇適當營養的健康飲食」，安排適當的④「運動休閒」，並做到⑤「有效的壓力管理」和⑥「善用人際支持一起執行健康行動」等六大招數，而擁有健康生活。 (3)說明團體目標，希望學員能夠：①正確做健康自我照顧；②能有效能地管理自己的健康；③注意飲食營養和運動、減低壓力；並④善用人際支持，擁有自己想要的健康人生。 2-2. 詢問成員對團體的期待： (1)對團體主題設計及活動進行方式的看法為何？ (2)希望能在團體學習到的收穫與期待為何？		「健康生活型態六大招數」：修改自「健康生活型態量表」（改自湯慧娟，2003）。
3.形成團體規範	3-1. 說明共同訂定與遵守團體約定的重要性： (1)說明需要團體約定，以利活動順利進行，不虛此行；包括約定願意為自己的健康負起責任，用心參與，每週訂出健康管理目標和方法去執行。而願意專心聆聽他人、分享自己，準時且全程參與，在互相保密下，提升信心去執行。 (2)詢問成員對團體約定是否有其他的想法與建議。 3-2. 說明一項團體約定後，以手掌碰大腿或膝蓋（或以腳踏地一下，	5分鐘	

（續）

團體目標	活動內容	時間	器材／備註
	發出聲響），作為蓋章動作，以代表自己願意遵守此一約定。		
4. 了解健康自我管理的困難並予以排序	4-1. 邀請成員「討論與分享」最近的健康近況： 發體檢報告給成員，或依據學員手冊中的「討論與分享」進行討論，先詢問成員對於體檢項目與健康關係的了解情況，並解釋使其有正確觀念（參見學員手冊第21頁：知識補給站）。	20分鐘	
	4-2. 詢問成員對個人的體檢報告上數字好壞意義的了解，自認為有哪些健康生活型態是做得很好的？有哪些需要加強才能改變健康狀況？		
	4-3. 邀請成員分享其個人健康促進自我管理的困難處有哪幾項，又有哪些項目是自己知道卻不容易做到的事情？而其感到執行困難的原因為何？		
	4-4. 協助成員歸納個人有待健康管理的狀況與項目，並鼓勵將最簡單項目列為健康管理目標，以不批評也不放棄之精神，給予鼓勵。 例如：「你說你知道自己血糖太高，也知道自己得控制血糖，這已經有正確觀念了；問題是喜歡吃點心的習慣不容易改。因為最簡單的道理往往是最難做到的，所以才需要我們一起在這個團體中來試試看。」		

（續）

團體目標	活動內容	時間	器材／備註
5. 設定健康促進自我管理的目標	5-1. 說明這個管理自我效能團體就是要幫助成員能知行合一，知道且做到；請參見學員手冊第 18 頁的「猜一猜：如何知行合一」內容，重點在於「相信自己可以」的「選擇」相信自己，因此需要設定可行目標，小目標也可以，去做到來創造成功經驗，更相信自己確實做得到，在加油中往成功邁進。 5-2. 說明成員可依學員手冊第 18 頁「知道能做到，我們需要：」的五步驟設定健康促進自我管理的目標。重點在詢問成員下週見面前覺得自己能做到健康促進自我管理的小目標為何？例如：「我每天飯後會吃甜點配咖啡，那我就先把晚餐那次去掉，一天只吃兩次。」若成員訂定目標有困難，可由帶領者及成員給予提議，讓他自己選一個；或透過學員手冊的活動單內容來思考選定改變目標。	20分鐘	5、6、7 三項可以合併進行，針對一個成員並請他訂出管理目標，例如：「控制血糖，少吃甜食」，詢問其方法：「減少晚餐後吃甜食配咖啡的習慣」，請其自評信心指數：「有70%信心會做」。
6. 協助訂定健康促進自我管理的方法及順序	6-1. 請成員填寫第一週活動單：「為自己的健康負起責任」：歸納成員的健康促進自我管理目標後，邀請成員填寫第一週活動單，檢視自己為健康負責需做的項目，並藉以讓成員整理其目前已經在做，或作為其如何達到小目標的執行方法參考。也可以分成兩人一組互相協助討論後，找出尚待管理的項目。 6-2. 邀請成員分享其各自能做到健康促進自我管理的小撇步，以供大	20分鐘	

（續）

團體目標	活動內容	時間	器材／備註
	家彼此參考與學習。 6-3. 討論分享後，請成員說出其達成小目標的方法及順序，如詢問成員：將會怎麼做？		
7. 評估個人執行健康自我管理方法的信心	7-1. 邀請成員評估個人執行健康促進自我管理方法的信心指數，以最高100%來評估自己，分數愈高，表示信心愈高。 7-2. 對於成員自評的信心分數給予肯定並加以鼓勵，若高分則給予肯定，若 50% 則肯定其有一半動力了，若很低分，如只有 20% 信心，則以其「已經想開始了，不錯」，來勉勵之。人往往是在肯定鼓勵中進步的。	5 分鐘	
8. 結束團體	8-1. 邀請成員輪流用一句話分享今天參與團體討論的想法與感受或收穫、建議，以結束今天的活動。 8-2. 大家可以手拉手一起喊加油，鼓勵成員記得回去要持續進行原本的健康促進自我管理，並回去試試看自己新設定的目標方法，下次再帶回來討論其執行成果。 8-3. 提醒成員下次主題，及準時開始上課的時間，請成員提早 5 分鐘到。	5 分鐘	

一、備註事項：了解邀請成員進入團體的原因：為糖尿病高危險群且符合以下六項指標其中一項描述者。

（一）「糖尿病高危險群定義」為符合以下第 1-5 項其中之一項或 6-12 項其中兩項危險因子以上者。這十二項細述如下：

◎ 1. 糖尿病家族史。

2. 空腹血糖介於 100-125 mg/dl 者。

3. 身體質量指數（BMI）≧24kg/m^2。

（續）

4.曾有妊娠糖尿病。

5.曾生產大於 4 公斤新生兒的女性。

◎ 6.年齡≧45 歲。

7.每週運動次數不足三次。

8.患有高血壓。

9.患有高血脂。

10.有吸菸習慣。

11.有飲酒過量。

12.有很大的生活壓力。

(二)六項常見危險指標：

1.體檢報告不理想者（空腹血糖、血壓、膽固醇、三酸甘油脂、糖化血色素任一項過高）。

2.感到生活很有壓力者。

3.未能做好飲食控制者（未能遵照健康的飲食方法）。

4.未能做好體重控制者（身體質量指數：BMI≧24；即肥胖或不注意體重控制者）。

5.一週運動未達三次者。

6.家人有糖尿病史者。

二、若有準備參加獎品，則於活動結束後再給予小禮品，肯定今天的全程參與。

三、學員手冊中的活動單可讓成員帶回家，以提醒自己訂下的目標及執行方法。

四、請回收筆及名牌下次用。

第二週／單元二：實踐自我理想健康生活藍圖

團體目標	活動內容	時間	器材／備註
1.暖化團體氣氛 （可視情況更改活動）	1.【活動：十巧手】先逐一說明每一項動作的功用並示範之。待動作都熟悉後，再完整練習一次。若有成員早已熟悉十巧手的練習，亦可邀請該位成員帶領大家一起練習。藉此讓大家活動一下，吸收養生新知，也開始大家的專注與凝聚力。	5分鐘	1.學員手冊 2.十巧手運動簡介講義單張，也可以其他運動代替
2.上次團體內容與作業回顧	2-1.簡介上週團體活動主題及內容，讓成員能回想上週的活動概況，包括詢問成員對於上週提到的「空腹血糖、血壓、膽固醇及糖化血色素與健康的關係有哪些」的了解，以檢核成員對健康概念的了解狀況。除此之外，上週主題也是在檢視個人健康管理狀況，及為自己健康負起責任的各種方式；更主要是，請大家學習以訂定健康自我管理目標和方法來開始提升健康管理自我效能。 2-2.討論每個人上週訂定的努力目標執行概況：詢問成員上週訂定的小目標及其達成方式做得如何？ (1)若有做到，為其執行的成功狀況鼓掌，鼓勵其持續做成功模範，以激勵大家去做。 (2)若只做了一些，還是肯定其已經開始了，並討論什麼樣的原因或阻礙而使其沒全部執行，鼓勵其再繼續試試看。 (3)針對未能做到的人，以不批判也不放棄之態度，邀請成員討論與分享，或許要修正成更合理可行的目標；再以新訂定的小目標及方法，鼓勵其再試一次看看。	15分鐘	3.筆 4.名牌 5.小禮品

（續）

團體目標	活動內容	時間	器材／備註
3. 了解健康促進自我管理的困難並予以排序	3-1. 進行「保持健康、面對年老的搬步」的討論與分享（參見學員手冊第 25 頁），總共有四個題目要討論。 (1)不生病就是健康嗎？你覺得怎樣才算是「健康」？ (2)理想的健康生活藍圖需要哪些條件？如何做才能順利成功面對年老？ (3)如果一個人已經有慢性病或不太方便行動，他該如何照顧自己才可以順利保持健康水準不下滑，甚至能成功面對年老？ (4)你認為下面哪一個人物（何麗玲、顏清標、王永慶、紀政）是你心中理想的健康生活代表呢？原因是？ 【學員手冊第 26 頁的四位人物簡介】 ①何麗玲：職場女強人，注重身體的保養，均衡飲食，規律運動，控制體重，懂得適時休息，喜歡自己，有減輕壓力的方式，設定實際可行的目標，朝生命中長遠的目標努力等。 ②顏清標：地方重要人物，重視自己的成就，交友廣闊，應酬多，有充沛的精神體力，喜歡美食，未注意體重與飲食控制，對未來充滿期望，處事積極等。 ③王永慶：成功的企業家，注重養生，均衡飲食，重視自己的成就，朝生命中長遠的目標努力，設定實際可行的目標，以建設性的方式表達自己的感受及以具體行動實踐。 ④紀政：運動員及健走代言人，對生命樂觀有熱忱，規律運動，感覺生活幸福、滿足，有充沛的精神體力，對未來充滿期望，設定實際可行的目標，	20分鐘	

（續）

團體目標	活動內容	時間	器材／備註
	相信自己的生命是有目的等。 可以請學員分成四組各討論一題，5分鐘後再回大團體分享各組結果，並引導其他人加入討論；或是以「迴旋溝通方式」進行討論，請學員報數（1、2……）後，分成單數在內圈、雙數在外圈，內圈一人與外圈一人面對面形成兩人一組，先討論第一題，2分鐘後，大家分享討論該主題，再請外圈向左移動一位對象（內圈不動），形成新的兩人組再討論第二題，依此類推至四題討論完。 3-2. 協助成員了解實踐自我理想健康生活藍圖之重要性（參見學員手冊）：藉由學員手冊中「保持健康、面對年老的撇步」的討論與分享，去澄清並說明「健康並非不生病」的意義與條件。包括透過上述方式讓成員分享其對於健康的看法，不生病就等於健康？覺得怎樣才算是健康？對照學員手冊第 29 頁的知識補給站內容來討論。 3-3. 即便有慢性病或罹病危險因子，仍能順利地「成功老化」。對照學員手冊知識補給站內容來討論：包括⑴什麼是成功老化；⑵罹病（如：有高血壓、高血脂、糖尿病等）或不方便照顧自己的老年人也可以成功老化嗎？對照學員手冊，從中強調本團體六大主題及促進健康與成功老化的六大策略。		
4. 設定健康促進自我管理的目標	4. 邀請成員設定理想健康生活藍圖的目標。 ⑴請成員填寫第二週活動單：實踐自我理想健康生活藍圖（學員手冊第 27 頁），以檢核成員個人在理想健康生	20分鐘	4、5、6 項可以合併進行，例如填完活動單後

（續）

團體目標	活動內容	時間	器材／備註
	活藍圖的十五項條件上執行狀況；邀請成員兩人一組，互相協助對方填寫第二週活動單，並藉以讓成員整理其目前已經在做的，並訂出有待改善之處。 (2)詢問成員下週見面前期望能做到理想健康生活藍圖上的哪些目標？		，成員發現自己「太忙碌，忘了休息」，改善方法是「讓自己每天睡足8小時，並讓心情放開一些」，而自評「如此做的信心是80％」。
5. 協助訂定健康促進自我管理的方法及順序	5-1. 邀請成員分享其達到目標的執行方法，也可請大家分享其各自能做到理想健康生活藍圖的小撇步，以供大家彼此參考與學習，作為改進方法。 5-2. 討論分享後，詢問成員：「將會怎麼做？」請成員說出其要達成小目標的方法及順序，作為本週執行功課。	20分鐘	
6. 評估個人執行健康自我管理方法的信心	6-1. 邀請成員評估個人執行理想健康生活藍圖方法的信心，分數愈高，表示信心愈高。 6-2. 對於成員的信心分數給予肯定並加以鼓勵回去試行。	5分鐘	
7. 結束團體	7-1. 邀請成員分享今天團體討論的想法與感受或收穫。 7-2. 提醒成員下次準時開始上課，請成員提早到。 7-3. 大家手牽手，一起喊加油，互相鼓勵持續進行原本的健康促進自我管理，並回去試試看自己新設定的目標方法，下次帶回來討論其執行狀況。	5分鐘	

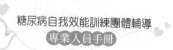
第三週／單元三：美味飲食也重健康

團體目標	活動內容	時間	器材／備註
1. 暖化團體氣氛 （可視情況更改活動）	1.【活動：足部運動】先逐一說明每一項動作的功用並示範之，待動作都熟悉後，再完整練習一次。若有成員早已熟悉足部運動的練習，亦可邀請該位成員帶領大家一起練習。活動後展開團體討論。	5分鐘	1. 學員手冊 2. 足部運動簡介講義 3. 筆 4. 小禮品 5. 名牌
2. 上次團體內容與作業回顧	2-1. 簡介上週團體活動主題及內容，包括對成功老化及如何做到健康生活藍圖的了解有哪些，以複習對健康概念的了解狀況。 2-2. 討論每個人上週訂定的努力目標執行概況：詢問成員上週訂定的小目標及其達成方式做得如何？若有做到，則為其執行的成功狀況予以鼓勵；若沒有做到，一邊了解有什麼樣的原因或阻礙而使其沒執行，更重要的是如何才能達成？請大家協助討論出本週可再試一試的修正目標與方式。	20分鐘	
3. 了解健康促進自我管理的困難並予以排序	3-1. 以阿水伯故事進行「飲食營養美味嗎？」討論與分享（參見學員手冊第33頁）： (1)從阿水伯的故事中，討論其飲食狀況是否符合健康的飲食？及要如何調整？以了解成員對健康飲食的概念是否正確。 (2)以知識補給站（學員手冊第35頁）的資料，協助澄清成員對於健康飲食的迷思，如：只要多喝牛奶就可以顧骨本。 3-2. 了解成員的飲食執行概況： (1)請成員兩人一組互相填寫「活動單：美味飲食也重健康」（學員手冊第40頁），分享其目前的飲食狀況是否符	20分鐘	

130

（續）

團體目標	活動內容	時間	器材／備註
	合健康飲食十大要求？ (2)回大團體，各組報告分享他們是如何做到並持續維持健康的飲食？若沒有符合健康的飲食，打算要如何做到？以利找出本週健康飲食的改變目標。		4、5、6項可合併進行，例如協助某個成員訂出努力目標為：「每天喝水 1,500cc，並且每天吃青菜」，而方法是「分上午、下午、晚上三時段各喝500cc，並至少吃三種青菜」，自評「有 50%信心會做到」。
4. 設定健康促進自我管理的目標	4. 邀請成員設定本週要做的健康飲食目標：詢問每個成員在下週見面前期望自己能做到健康飲食的努力目標為何？	15分鐘	
5. 協助訂定健康促進自我管理的方法及順序	5-1. 歸納成員提出健康飲食的目標後，邀請成員參考第三週活動單，分享討論出各自打算如何進行的具體方法，並不忘藉成員整理其目前已經在做的部分加以鼓勵；尚待努力的目標，則大家一起討論可行的執行方法以供參考。 5-2. 討論分享後，詢問成員：「將會怎麼做？」請成員說出其要如何達成小目標的方法及順序。	20分鐘	
6. 評估個人執行健康自我管理方法的信心	6-1. 邀請成員評估個人執行健康飲食的信心（分數愈高，表示信心愈高）。 6-2. 對於成員自評的信心分數給予肯定並加以鼓勵。	5 分鐘	
7. 結束團體	7-1. 邀請成員分享今天團體討論的想法與感受或收穫。 7-2. 提醒成員下次準時開始上課，請成員提早到。 7-3. 鼓勵成員持續進行原本的健康促進自我管理，並回去試試看自己新設定的目標方法，下次再分享討論其執行狀況。	5 分鐘	

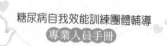

第四週／單元四：健康就要動起來：運動、休閒與健康生活作息

團體目標	活動內容	時間	器材／備註
1. 暖化團體氣氛 （可視情況更改活動）	1.【活動：複習足部運動】先逐一說明每一項動作的功用並示範之。待動作都熟悉後，再完整練習一次。若有成員早已熟悉足部運動的練習，亦可邀請該位成員帶領大家一起練習。	5 分鐘	1. 學員手冊 2. 足部運動簡介或講義筆 3. 筆 4. 小禮品 5. 名牌
2. 上次團體內容及作業回顧	2-1. 簡介上週團體活動主題及內容，讓成員能回想上週的活動概況。然後詢問成員對於上週提到的「如何做到健康美味飲食」的了解有哪些，以檢核成員對健康概念的了解狀況。 2-2. 討論每個人上週訂定的努力目標執行概況：詢問成員上週訂定的小目標是否達成，若有做到則為其成功執行的狀況予以鼓掌肯定；若沒有做到，則協助討論有什麼樣的原因或阻礙而使其沒執行，更主要的是如何修正目標或方法，在本週再試一次去執行看看，為其加油打氣別放棄。	20 分鐘	
3. 了解健康促進自我管理的困難並予以排序	3-1. 透過「紀政的故事」的討論與分享：（參見學員手冊第 43 頁）以強化運動強身對個人之重要性，討論四個問題： (1)看完了紀政的運動習慣，你認為運動（如：健走）對身體健康有哪些好處或影響呢？ (2)從紀政的運動習慣中，你認為運動有哪些需要注意的事項呢？ (3)日常生活中，我們的腳總是任勞任怨地帶著我們四處遊走，你知道平時要如何自我保養與照護足部嗎？ (4)你認為理想的運動、休閒與健康生活作息需要做到什麼呢？	20 分鐘	

（續）

團體目標	活動內容	時間	器材／備註
	3-2. 以第四週活動單「健康就要動起來：運動、休閒與健康生活作息」的項目，進行兩人一組討論，檢核各項目是否做到，認為要如何做才算是理想的運動、休閒與生活作息安排？（參見學員手冊第 50 頁）藉此利於找出待管理的目標。 3-3. 請成員討論活動單上仍可努力的目標項目，互相提醒更健康養生的運動與休閒方式。		4、5、6 項可合併進行，例如引導個別成員設定目標：「我除了持續每天跑步 30 分鐘之外，也要多走路」，其具體方法是「辦公室在三樓，家住四樓，都用走的，不坐電梯」，而自評「信心指數有 80%」。
4. 設定健康促進自我管理的目標	4. 邀請成員依據上述討論去設定運動、休閒及生活作息上的努力目標，詢問成員下週見面前期望自己能做到運動及生活作息上的努力目標為何？	15 分鐘	
5. 協助訂定健康促進自我管理的方法及順序	5. 請成員填寫第四週活動單的目標設定及方法與信心評估後，邀請成員一一分享其目前已經在做、要持續的部分，或尚待努力去做的目標之執行方法，愈具體可行愈好。	20 分鐘	
6. 評估個人執行健康自我管理方法的信心	6-1. 邀請成員評估個人執行運動、休閒及足部照護的信心（分數愈高，表示信心愈高）。 6-2. 對於成員的信心分數給予肯定並加以鼓勵。	5 分鐘	
7. 結束團體	7-1. 邀請成員分享今天團體討論的想法與感受或收穫。 7-2. 提醒成員下次準時開始上課，請成員提早到。 7-3. 一起喊加油，以鼓勵成員持續做健康自我管理，並記得回去試試看自己新設定的目標方法，下次帶回來討論其執行狀況。	5 分鐘	

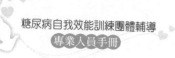
第五週／單元五：壓力管理保有好心情

團體目標	活動內容	時間	器材／備註
1.暖化團體氣氛 （可視情況更改活動）	1-1.【活動：結】先說明活動用意：「在我們的生活中，無論是個人健康或家庭、工作、人際關係等都可能有壓力、有問題，就像稍後要進行的活動──「結」，有的容易解決，有的除了自己努力外，還需要他人的提醒與幫忙才得以解開心中的煩惱，進而解決問題。所以在我們的團體聚會中，每個人都可能是幫助自己與對方的那個助力喔，所以互相的提醒、關心是相當重要的。所以我們來玩個解開『結』的活動。」 1-2. 一開始可先邀請3-4位成員出列並將手牽起來，然後指導成員將牽起來的手調動打結，同時請其他在位置上的成員閉上眼睛不能看，待打好結後，邀請坐在位置上的成員起來一起動動腦、動動手將結打開。待成員熟悉活動後，可再邀請全部成員手牽起來打結，然後再一起合作打開結。 1-3. 結語是：壓力的「結」一旦形成，要靠個人自己去嘗試解開的方法，或找人幫忙，加快解結的速度，或許就可能解開「結」一般的困難壓力。所以壓力是可以化解與管理的。	5分鐘	1. 學員手冊 2. 筆 3. 小禮品 4. 名牌
2. 上次團體內容與作業回顧	2-1. 簡介上週團體活動主題及內容，然後詢問成員對於上週提到的「如何做到運動、休閒與健康生活作息」的了解有哪些，以加強成員對健康概念的了解狀況。 2-2. 討論上週訂定各自設立的努力目標執行概況，並提醒要記得持續執行前幾次的目標。因而可詢問成員：「上次	20分鐘	

（續）

團體目標	活動內容	時間	器材／備註
	訂定的目標做得如何？」、「前幾週的目標有沒有繼續在做？」若有做到，為其成功執行的狀況喝采；若沒有做到，則針對有什麼原因或阻礙（例如：忘記了）而使其沒執行進行討論，透過討論，助其調整訂出本週較可再試行之努力目標及方法，目標小小即可，愈可能執行愈好。		
3. 了解健康促進自我管理的困難並予以排序	3-1. 以「孫翠鳳走出憂鬱的故事」的討論與分享（參見學員手冊第 53 頁），詢問成員：「看完了孫翠鳳的罹病經驗，你覺得什麼是憂鬱症？」、「什麼人、什麼狀況下比較容易憂鬱，甚至變成憂鬱症？會出現哪些症狀？」、「你覺得壓力對身體健康有哪些影響？會讓人變憂鬱嗎？」、「你認為壓力有哪些好處與壞處呢？」然後透過知識補給站（學員手冊第 55 頁）認識憂鬱、介紹壓力與心身疾病的關係，以及壓力紓解的一些方法。 3-2. 了解成員自身壓力管理的概況，例如詢問成員：「目前生活中有哪些事造成自己的壓力？因為要先知道自己有壓力才能去管理壓力、紓解壓力。」所以找找看壓力大時，你身體的感覺如何？哪一個部位會特別覺得不舒服來提醒你壓力不小？然後再詢問成員分享各自紓壓的小撇步。說明「每個人多多少少都有些壓力，從小到大，你用過哪些方式幫自己紓解壓力？回想一下，即使是小偏方，也是你用過而對你有效的小妙方。只要壓力能稍稍紓解，就不會壓垮你。」	15分鐘	

（續）

團體目標	活動內容	時間	器材／備註
	3-3. 歸納成員提出壓力管理的條件後，邀請成員填寫第五週活動單：「壓力管理保有好心情」（學員手冊第 58 頁），藉以讓成員整理其目前已經在做的，或作為其努力去達到的目標和執行方法。		
4. 設定健康促進自我管理的目標	4. 邀請成員設定本週將試行的壓力管理目標，詢問成員：「下次見面前期望自己能做到壓力管理的努力目標為何？愈具體可行愈好。」	20分鐘	4、5、6 項可以合併進行，例如引導某個成員設定目標：「我要生活放鬆一點，不要常常不開心」，執行方法則是：「我要注意自己心情的變化，多想愉快的事，一天三次在飯後去做」，「並有 60% 信心可做到」。
5. 協助訂定健康自我管理的方法及順序	5. 邀請成員分享達成自己設定目標的方法及順序，具體詢問成員：「你將會怎麼做？」幫助他實現。	20分鐘	
6. 評估個人執行健康自我管理方法的信心	6-1. 邀請成員評估個人執行壓力管理的信心（分數愈高，表示信心愈高）。 6-2. 對成員自評的信心分數給予肯定並加以鼓勵。	5分鐘	
7. 結束團體	7-1. 邀請成員分享今天團體討論的想法與感受或收穫。 7-2. 提醒成員下次活動是最後一次，若有要做後測體檢，請成員要提早到。 7-3. 鼓勵成員仍要記得持續進行原本設定的健康自我管理目標，並回去試試看本次自己新設定的目標，下次再討論其執行狀況。	5分鐘	

第六週╱單元六：善用人際支持一起持續健康行動

團體目標	活動內容	時間	器材╱備註
1. 暖化團體氣氛 （可視情況更改活動）	1.【活動：互相按摩】邊做邊說明自己按摩手、腳、頭會有舒服感，然後請成員圍成一個圓圈，然後向右轉，幫前方的伙伴按摩肩；再一起向後轉，換成幫前方的伙伴按摩，體會幫人按和自己被按的好處，以及有朋友一起互助的不同樂趣。借此強調本次主題是強調人際支持的力量與功效，可以在互相鼓勵做健康自我管理的氣氛中，一起實踐健康行動。	5 分鐘	1. 學員手冊 2. 筆 3. 名牌 4. 全勤獎 5. 課程滿意度問卷
2. 上次團體及作業內容回顧	2-1. 簡介上週團體活動主題及內容，讓成員回想上週的壓力管理健康活動概況。包括上次提到的壓力對身心健康的影響，紓解壓力的一些方法，和每個人訂出一些壓力管理目標及方法去努力的重要性。 2-2. 討論每個人上週訂定的努力目標執行概況，詢問成員是否做到？若有做到，則肯定讚賞其執行的狀況；若沒有做到，則針對有什麼樣的原因或阻礙而使其沒執行，討論如何調整為本週回家可行的努力目標和具體方法。	15 分鐘	
3. 了解健康促進自我管理的困難並予以排序	3-1. 透過學員手冊第 61 頁「人際溝通效果測試」討論與分享，去體會人際互動時的溝通效果。 (1)單向溝通測試：請一位成員 A 看著學員手冊中的圖並描述解說所看到的圖形，其餘成員不能看圖，只能依 A 之描述畫出該圖。過程中只有 A 可以說話，其他人不能發問，最後請大家比對是否與旁邊的伙伴不一樣？通常會有落差，但仍不公布正確答案，而說明單純靠聽卻不能對話發問時，所畫	15 分鐘	

（續）

團體目標	活動內容	時間	器材／備註
	之圖的落差大，藉以了解單向溝通的效果不佳。 (2)雙向溝通測試：接續上面活動，但改成大家可以靠發問方式來修改以完成正確圖形描繪，看看需要溝通多少次才能畫出更正確的圖形。待一個段落，再公布正確答案，結果會發現：在第二次雙向溝通方式下，比第一次單向溝通畫出的圖，較為接近正確答案，可見雙向再溝通之必要性。 從活動中，請成員討論其認為自己平日的人際溝通效果如何？會不會常造成誤會？對照學員手冊知識補給站，強調保持彈性溝通的人際法則之重要：①「對錯放兩邊，情義擺中間」；②「對事不對人，雙方需滿意」；③「朋友是最好的資源，講究友情而非輸贏」，及建立良好人際溝通的六個技巧是：①注意傾聽；②選擇適當時機；③注意肢體語言；④有效表達；⑤尊重個別差異；⑥溫和批評與糾正。 3-2. 討論成員的人際圈中，有哪些人有助其健康管理，請問成員：「你有三五好友或家人，可以分享你的喜怒哀樂嗎？你遇到問題或困難時，你會找誰幫忙或找誰談？」「這些常相處的朋友和家人，會互相提醒注意健康，或需要靠成員提醒？」「朋友和家人用哪些方式去營造大家一起注意健康的氣氛？和我們相處六次團體聚會的氣氛相同嗎？」 3-3. 請學員用第六週活動單：「善用人際支持一起持續健康行動」（學員手冊		

（續）

團體目標	活動內容	時間	器材／備註
	第 65 頁），去檢討勾選自己已經在做或尚待努力的項目，可以兩人一組的討論方式進行。		
4. 設定健康促進自我管理的目標	4. 邀請成員設定以人際支持持續健康行動的目標，請成員依所填寫第六週活動單的項目，找出每個人目前已經在做、要持續做的，和未來要努力試行的目標。可詢問成員：「未來希望自己能做到的努力目標為何？」	15分鐘	4、5、6項可以合併進行，例如某成員說：「我要多和注意健康的朋友講話來提醒自己」，方法是：「里長伯就是我每天可以去找的人」，自評「信心指數有100%」。
5. 協助訂定健康促進自我管理的方法及順序	5. 分享目標設定後，請成員說出其達成小目標的方法及順序，如詢問成員：「將會怎麼做？愈具體愈好。」	20分鐘	
6. 評估個人執行健康自我管理方法的信心	6-1. 邀請成員評估個人執行的信心（分數愈高，表示信心愈高）。 6-2. 對於成員自評的信心分數給予肯定並加以鼓勵。	5分鐘	
7. 結束團體	7-1. 六次聚會活動即將在今天結束，所以「邀請成員分享在六次課程的分享與設定目標試行的成果中，有些怎樣的學習、收穫或對活動的建議；更重要的是，未來打算在健康自我管理上要持續或改變的有哪些？希望養成做自己健康管理主人的好習慣。」 7-2. 鼓勵大家持續進行原本的健康促進自我管理，在日常生活持續試試自己設定的健康目標和生活方法。珍重再見，祝福彼此！ 7-3. 邀請成員填寫課程滿意度問卷，最後謝謝大家的參與和身體力行的努力，健康成果就是給自己最好的回饋禮物。 7-4. 給予全程參加者小禮品，作為全勤獎。	15分鐘	

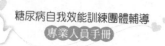

參考文獻

李玉嬋（2008）。**97 年度糖尿病支持團體運作計畫**。台北市政府衛生局委託之專題研究成果報告（採購案號：H970221），未出版。

李玉嬋、吳淑芳（2007）。**96 年度社區糖尿病高危險群健康促進自我管理計畫**。台北市政府衛生局委託之專題研究成果報告（採購案號：AD9635），未出版。

李玉嬋、張嘉容（2006）。**95 年度社區糖尿病高危險群自我管理健康促進計畫**。台北市政府衛生局委託之專題研究成果報告（採購案號：AD9555），未出版。

湯慧娟（2003）。**高雄市老年人健康生活型態、休閒知覺自由與心理幸福滿足感之相關研究**。國立台灣師範大學碩士論文（未出版）。

國家圖書館出版品預行編目資料

糖尿病自我效能訓練團體輔導專業人員手冊／李玉嬋, 吳淑芳,
張月玲著. -- 初版. -- 臺北市：心理, 2009.11
　　面；　公分. -- （輔導諮商系列；21086）
含參考書目

ISBN 978-986-191-315-5（平裝）

1. 糖尿病　2. 手冊

415.668026　　　　　　　　　　　　　　　　98020469

輔導諮商系列 21086

糖尿病自我效能訓練團體輔導專業人員手冊

作　　者：李玉嬋、吳淑芳、張月玲
執行編輯：陳文玲
總 編 輯：林敬堯
發 行 人：洪有義
出 版 者：心理出版社股份有限公司
地　　址：台北市大安區和平東路一段 180 號 7 樓
電　　話：(02) 23671490
傳　　真：(02) 23671457
郵撥帳號：19293172　心理出版社股份有限公司
網　　址：http://www.psy.com.tw
電子信箱：psychoco@ms15.hinet.net
駐美代表：Lisa Wu（Tel: 973 546-5845）
排 版 者：龍虎電腦排版股份有限公司
印 刷 者：正恒實業有限公司
初版一刷：2009 年 11 月
Ｉ Ｓ Ｂ Ｎ：978-986-191-315-5
定　　價：新台幣 200 元